Vorwort

Als Frau seinen Körper verstehen lernen ...
Isabel Morelli, Autorin und Bloggerin, wird mit ihrem Buch
»ByeBye Pille« diesem Anspruch mehr als gerecht.
Im hormonellen Dschungel werden viele Botschaften des Körpers falsch
interpretiert, bleiben versteckt hinter dicken Bäumen und
bekommen nicht die Aufmerksamkeit,
die die Natur verlangt.

Als Heilpraktikerin begrüße ich die konstruktive Auseinandersetzung der Frauen,
nicht mehr sofort und kritiklos die Pille einzunehmen.
Alternativen gibt es viele, doch die benötigen Zeit und eben Wissen.

Dieses Buch ist ein wichtiger Schritt in diese Richtung.
Es ist weit mehr als ein »Absetz-Guide«, sondern bringt »Frau«
mit ihrem Körper in Einklang. Präzise und treffend formuliert Isabel Morelli
die wichtigen Botschaften unserer Entgiftungsorgane, der Schilddrüse
oder auch der Vitalstoffe, die uns Frauen mehr Wohlbefinden bringen.
In meiner Praxis empfehle ich das Buch gern und oft.

Andrea Mohr
Heilpraktikerin
Praxis für Frauengesundheit, Kronberg im Taunus

Meine persönliche Liebeserklärung an die Weiblichkeit

Das Wissen um den weiblichen Zyklus mit all seinen
großartigen Facetten und intelligenten körperlichen Vorgängen
ist die Grundvoraussetzung für ein selbstverantwortliches Leben.
Insbesondere in Bezug auf Wohlbefinden, Gesundheit, Sexualität
und Verhütung.
Emanzipation 2.0.

Isabel Morelli

pillenlos · glücklich · gesund
#byebyepille

INHALTSVERZEICHNIS

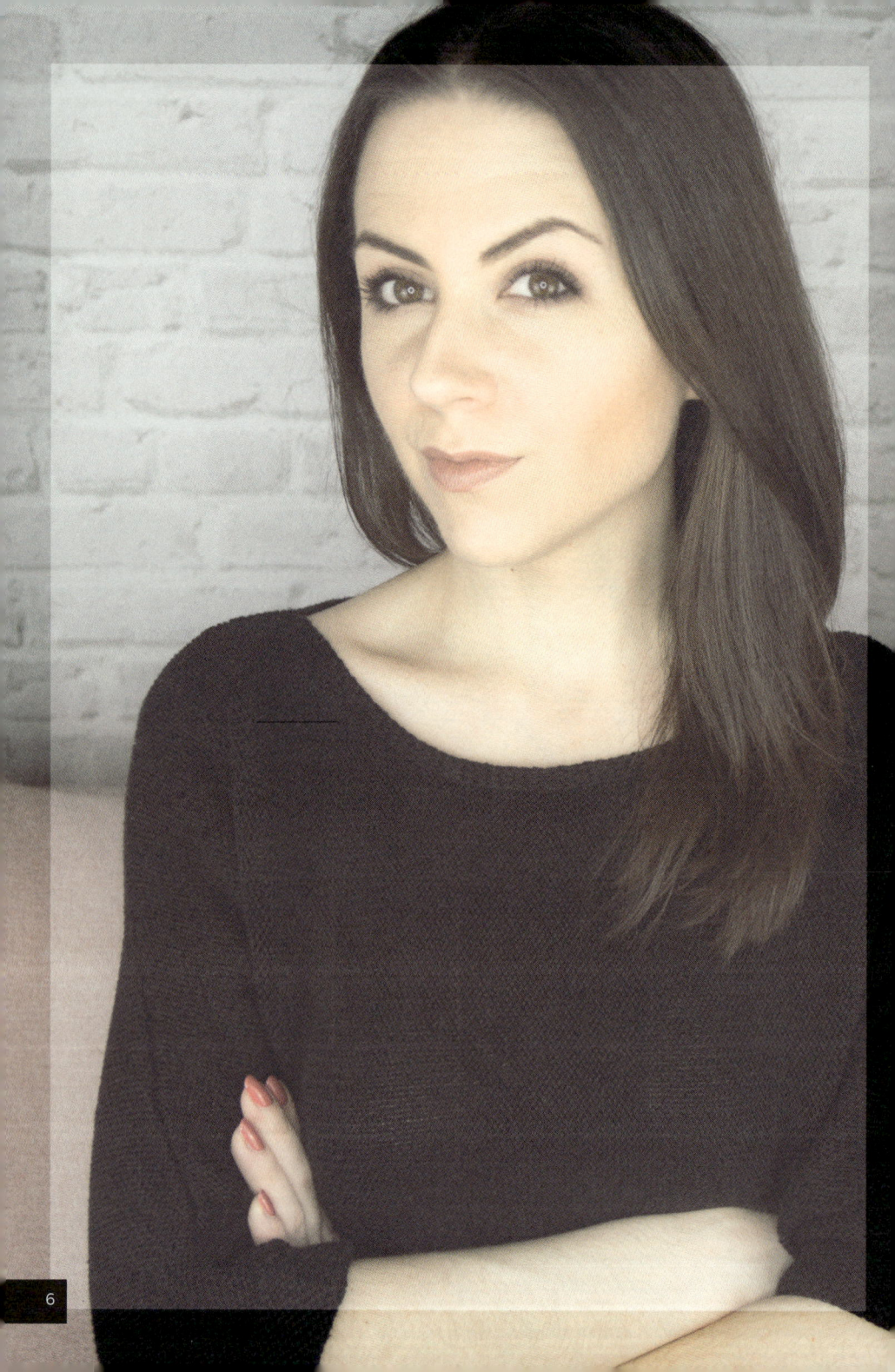

Was mir ganz wichtig ist

Wie viele meiner Generation bekam ich die erste Pille bereits mit 13 Jahren. Nach vielen wechselnden Präparaten und einer kurzen Bekanntschaft mit der Dreimonatsspritze entschloss ich mich mit 21 Jahren, die hormonelle Verhütung an den Nagel zu hängen. Doch erst danach begann mein Leidensweg.

Die darauffolgenden fünf Jahre war ich Stammgast in den Praxen diverser Fachärzte und bekam eine Diagnose nach der anderen. Mein gesamter Körper spielte verrückt, keine Behandlung funktionierte, und es kamen immer mehr Diagnosen hinzu: Amenorrhoe, PCO-Syndrom, Nebennierenschwäche, Schilddrüsenunterfunktion – oder vielleicht doch Hashimoto?

Nachdem mein Zustand von Behandlung zu Behandlung immer schlimmer wurde und ich zum Schluss im Alter von nur 25 Jahren postmenopausale Hormonwerte hatte, fasste ich einen Entschluss:

Ich wollte selbst Verantwortung für meine Gesundheit übernehmen. Ich wollte genau wissen, was die letzten Jahre mit meinem Körper passiert ist, Zusammenhänge verstehen und die Ursachen finden. So kehrte ich den schulmedizinischen Methoden den Rücken zu. Ich studierte bergeweise Literatur über Hormone, Endokrinologie, den weiblichen Körper und natürliche Behandlungsmethoden. Ich schaffte es, meinen gesamten Krankheitsverlauf zu rekonstruieren, mir selbst zu helfen und eine auf meine Situation zugeschnittene Unterstützung von Heilpraktikern zu finden.

Heute bin ich Ernährungs- und Gesundheitsberaterin und helfe mit meinen Erfahrungen und meinem Wissen anderen Frauen und versuche, sie bestmöglich zu unterstützen, um sie vor einem ähnlichen Leidensweg zu bewahren.

Allein mit der Veröffentlichung meines Blogs »Generation-Pille.com« habe ich bereits vielen Frauen helfen können, ihre Symptome zu deuten, ihren Körper besser zu verstehen und bestmögliche Lösungen zu finden.

In diesem Ratgeber steckt jede Menge Arbeit, Zeit, Liebe und Herzblut, aber vor allem viele hilfreiche Tipps, Wissen rund um den weiblichen Zyklus und die besten Wege, den Körper nach dem Absetzen hormoneller Verhütung wieder in Balance zu bringen.

NOCH EIN PAAR WORTE VORAB

Schön, dass du dich für dieses Buch entschieden hast. Mit deinem Kauf hast du schon mal bewiesen, dass du deine Gesundheit ernst nimmst und bereit bist, etwas für deinen Körper zu tun. Das ist großartig! Ich habe versucht, in diesem Guide so viele Informationen wie nur irgend möglich kompakt und verständlich für dich zusammenzutragen. Es ist wichtig, dass du dir die Zeit nimmst, auch wirklich alles zu lesen, um die Zusammenhänge zu verstehen. Dieses Buch ist in vier Kategorien unterteilt, die ich dir gern kurz erklären möchte.

VERSTEHEN

Dieses Kapitel ist mir persönlich sehr wichtig, denn bevor du beginnst, deinen Körper zu entlasten, Vitamine einzunehmen oder irgendetwas anderes zu unternehmen, solltest du verstehen, warum du das tust. Ich erkläre dir also genau, wie die Pille in deinem Körper wirkt, welche Organe von ihr beeinflusst werden und was das mit dir und deiner Gesundheit machen kann. Dieses Wissen ist dringend notwendig, um zu erkennen, warum wir die nächsten Schritte gemeinsam gehen.

VORBEREITEN

In diesem Kapitel geht es darum, sich auf die kommenden Wochen, die Zeit des Absetzens, vorzubereiten. Was benötigst du? Was solltest du vorher noch erledigen?

ENTLASTEN

Im dritten Schritt geht es darum, deinen Körper bestmöglich zu entlasten, damit er genügend verfügbare Kräfte hat, die synthetischen Hormone der Pille zu entgiften, und schnellstmöglich wieder zurück zur Normalität findet.

UNTERSTÜTZEN

Hast du es geschafft, deinen Körper zu entlasten, kannst du damit beginnen, ihn zu unterstützen. Wie dir das am besten gelingt, welche Hilfsmittel dir dafür zur Verfügung stehen und was du dafür tun kannst, findest du ausführlich in diesem Kapitel.

DEIN PERSÖNLICHER MASTERPLAN

Dieses Buch gibt dir unheimlich viele Informationen, die dich anfangs vielleicht ein bisschen überrollen. Bitte, bitte wirf niemals die Flinte ins Korn. Du musst nicht sofort alles umsetzen, was hier geschrieben steht.

Am Ende dieses Buches findest du einige Arbeitsblätter, mit deren Hilfe du dir deinen persönlichen Plan erstellen kannst. So kannst du dir genaue Ziele setzen und überlegen, welche Tipps du zu welchem Zeitpunkt umsetzen möchtest. Denn es bringt deinem Körper nichts, wenn du dich unter Druck setzt!

Gehe es also langsam an, setze dir Ziele, und versuche, sie step by step in deinem eigenen Tempo umzusetzen. Selbst der kleinste Schritt für dich ist ein riesiger Schritt für deinen Körper!

Ich wünsche dir viel Erfolg und alles Gute!

? ? ?

MUSS ICH DEN BLISTER ZU ENDE NEHMEN?

Das ist dir überlassen. Du musst ihn nicht zu Ende nehmen, aber du solltest, wenn du dich damit wohler fühlst. Grundsätzlich ist es aber so, dass der »Zyklus«, den die Pille vortäuscht, eigentlich gar keiner ist. Die Blutung, die in der Pillenpause auftritt, ist auch keine Periode, sondern eine Abbruchblutung. Daher ist es nicht entscheidend, wann du sie absetzt. Nur achte bitte darauf, dass du mindestens fünf Tage vor dem Absetzen keinen ungeschützten Geschlechtsverkehr hattest.

KANN ICH DIREKT NACH DEM ABSETZEN SCHWANGER WERDEN?

Theoretisch ja. Bei manchen Frauen ist es schon vorgekommen, dass der Eisprung unmittelbar nach dem Absetzen der Pille wieder einsetzte. Findet eine Ovulation statt, kann man auch schwanger werden.

WIE LANGE BLEIBEN DIE HORMONE IM KÖRPER?

Den größten Teil der synthetischen Hormone der Pille scheidet der Körper nach etwa drei Monaten aus. Ein kleiner Teil kann aber durchaus mehrere Monate oder sogar Jahre im Körper bzw. im Gewebe bleiben.

WIE LANGE DAUERT ES, BIS DER KÖRPER SICH ERHOLT HAT?

Das lässt sich leider nicht pauschal sagen. Jede Frau und jeder Körper reagieren auf das Absetzen anders. Dabei spielen viele Faktoren eine Rolle, wie z. B. der gesundheitliche Zustand vor Beginn der Einnahme, wie gut der Körper entgiften kann, das Alter der ersten Pilleneinnahme usw. Bei manchen Frauen regeneriert sich der Körper innerhalb weniger Wochen, bei anderen dauert es über ein Jahr. Je besser der Körper unterstützt wird, umso schneller wird es gelingen.

? ? ?

MUSS ICH DAS ABSETZEN MIT MEINEM GYNÄKOLOGEN BESPRECHEN?
Wenn du keine hormonellen Vorerkrankungen hast, die mittels Pille
behandelt wurden, wie z. B. PCOS oder Endometriose, musst du es nicht
mit deinem Gynäkologen besprechen.

WIE LANGE SOLL ICH DEN KÖRPER UNTERSTÜTZEN?
Solltest du unmittelbar nach dem Absetzen damit beginnen, würde ich dir raten, ihn
mindestens die ersten drei Monate zu unterstützen. Das ist die Zeit, in der in deinem
Körper das meiste passiert. Hast du die Pille schon vor einiger Zeit abgesetzt und
möchtest jetzt nachhelfen, würde ich die Unterstützung so lange durchführen, bist du
selbst merkst, dass deine Beschwerden allmählich verschwinden.

HELFEN DIE TIPPS AUCH BEI AKNE UND HAARAUSFALL?
Ja. Die häufigsten Ursachen für Akne und Haarausfall finden sich tatsächlich
im Bereich Leber, Darm und Hormonungleichgewicht. All diese Themen werden
im Buch ausführlich besprochen.

KANN ICH DIE PILLE AUCH AUSSCHLEICHEN?
Nein! Denn das bringt deine Eierstöcke noch mehr durcheinander, als sie es schon
sind. Es gibt nur wenige Medikamente, die zum Ein- und Ausschleichen konzipiert und
deshalb auch teilbar sind, wie z. B. Schilddrüsenhormone, Kortison oder Antidepressiva.
Diese Medikamente werden für diese Voraussetzung speziell entwickelt und stellen
sicher, dass der Wirkstoff innerhalb der Tablette gleichmäßig (homogen) verteilt ist, d. h.,
in jedem geteilten Stück ist die gleiche Menge Wirkstoff enthalten. Bei der Pille ist das
anders, ihr Inhalt ist nicht homogen. Würde man sie teilen, wäre es also gut möglich,
dass sich in der einen Hälfte mehr Hormone befinden als in der anderen.

Ganz gleich,
das Gestern war,
im Heute von

wie beschwerlich
stets kannst du
Neuem beginnen.

BUDDHA

Worauf muss ich mich einstellen?

Diese Frage quält so gut wie alle Frauen, die sich dazu entschließen, bye-bye zur Pille zu sagen. Leider ist das Netz voller Horrorgeschichten, die sehr einschüchternd wirken können und deshalb viele Frauen vom Absetzen abhalten. Eines sollte allerdings vorab klar sein: Nicht jede Frau bekommt überhaupt Beschwerden nach dem Absetzen!

NEBENWIRKUNGEN AUS DER PILLENZEIT VERSCHWINDEN

Solltest du zu den unglücklichen Fällen gehören und viele Nebenwirkungen während der Pilleneinnahme haben, kannst du dich freuen: Die meisten davon werden nach dem Absetzen wahrscheinlich verschwinden. Beispielsweise berichten viele Frauen mit Stimmungsschwankungen, Depressionen oder sogar Panikattacken von enormer Verbesserung ohne Pille. Das Gleiche gilt für Gewichtszunahme oder Haarausfall durch die oralen Kontrazeptiva. In vielen Fällen hört das bereits kurze Zeit nach dem Absetzen auf.

POSITIVE VERÄNDERUNGEN TRETEN EIN

Der Großteil meiner Blog-Leserinnen und die Mitglieder der Facebook-Community berichten mir von den gleichen positiven, beeindruckenden Veränderungen: Sie fühlen sich ausgeglichener, leichter, glücklicher, freier und einfach besser gelaunt. Viele berichten sogar davon, ein ganz neuer Mensch zu sein, das Leben mehr genießen zu können und rundum einfach zufriedener zu sein.

Ein weiterer positiver Aspekt ist natürlich die Erfahrung, seinen eigenen Körper endlich zu spüren, den eigenen Zyklus kennenzulernen und sich dadurch weiblicher zu fühlen. Offensichtlich wirkt sich das auch auf das andere Geschlecht aus, denn ich bekomme immer wieder Zuschriften von Frauen, die mir erzählen, wie attraktiv sie auf einmal auf Männer wirken. Dicht gefolgt von Berichten über Veränderungen, die man vielleicht gar nicht mit der Pille in Verbindung gebracht hätte. Beispielsweise verbesserte sich bei einigen die Sehqualität, andere konnten auf einmal feiner riechen und schmecken. Wiederum andere bemerkten, dass sie auf einmal die Sonne besser vertrugen und sogar braun wurden statt rot.

Unterm Strich kann ich sagen, dass ich in den letzten zwei Jahren noch nicht eine Frau kennengelernt habe, die das Absetzen bereut hätte. Selbst die, bei denen es vorübergehend auch »negative« Wirkungen gab, sind überwältigt von den langfristig positiven Veränderungen nach dem Absetzen der Pille.

TYPISCHE »NEBENWIRKUNGEN« DES ABSETZENS

Ich möchte keinesfalls verschweigen, dass es durchaus auch einige »Nebenwirkungen« geben kann. Für den Körper bedeutet es eine große Umstellung, und unter Umständen hat die Zeit, in der du hormonell verhütet hast, an der ein oder anderen Stelle verbrannte Erde hinterlassen. Zu den typischsten Beschwerden gehören Haarausfall, schnell fettender Haaransatz, unreine Haut, ausbleibende Menstruation und unregelmäßige Zyklen.

Einige wenige berichten auch in den ersten beiden Wochen ohne Pille von leichter Übelkeit, Schwindel und Müdigkeit. Diese Beschwerden halten sich bei den Betroffenen jedoch meist nicht sehr lange.

Jede Frau reagiert auf das Absetzen der Pille anders, und es ist nicht absehbar, ob du Beschwerden bekommst und falls ja, welche. Doch dafür, genau diesen Problemen vorzubeugen, deinen Körper zu unterstützen und schnellstmöglich wieder auf Trab zu bringen, ist dieses Buch gedacht!

Nicht jede Frau bekommt Beschwerden nach dem Absetzen der Pille!

Warum reagieren Frauen so unterschiedlich?

Wie bereits erwähnt, reagieren Frauen nach dem Absetzen der Pille total unterschiedlich. Die eine bekommt die größten Probleme, die andere merkt davon kaum etwas. Warum ist das so? Darüber habe ich mir lange Gedanken gemacht, viel recherchiert und festgestellt, dass es mehrere Faktoren gibt, die die Reaktion des Körpers beeinflussen.

DAS ALTER BEI EINNAHMEBEGINN

Das jüngste Mädchen, dem die Pille verschrieben wurde, war gerade mal elf Jahre alt. Auf dieses Ergebnis kommt der Pillen-Report der Techniker Krankenkasse aus dem Jahre 2015. Dabei ist gerade während der Pubertät die körperliche Entwicklung für eine Frau von enormer Wichtigkeit. Bis sich dieses komplexe hormonelle System eingespielt hat und einschließlich aller beteiligten Organe reibungslos läuft, dauert es mehrere Jahre. Vielen ist das gar nicht bewusst. Doch die Entwicklung des Zusammenspiels der endokrinen Organe einer Frau ist sehr komplex. Es geht also in der Pubertät nicht nur um die erste Menstruation, das Wachsen von Brüsten und Schambehaarung und die damit einhergehende Geschlechtsreife, sondern um die Entwicklung des endokrinen Systems.

Zu diesem ausgefeilten System gehören die endokrinen Organe, unter anderem die Eierstöcke, die Schilddrüse, die Nebennieren und die Hypophyse (ein Teil des Gehirns). Nur wenn diese Organe einwandfrei mit-

einander arbeiten, entsteht ein durchweg funktionierender Zyklus. In die Zeit der Entwicklung dieses Systems fällt die Pubertät. Nimmt man während dieser Zeit die Pille, bedeutet das nicht nur einen krassen Eingriff in diese wichtige Entwicklungsphase, sondern der Körper kann gar nicht lernen, wie er eigentlich zu funktionieren hat.

DER GESUNDHEITSZUSTAND VOR DER ERSTEN PILLENEINNAHME

Da die Pille oft als kleines Wundermittel für alle weiblichen Wehwehchen verschrieben wird, bleiben gesundheitliche Probleme oft unentdeckt. Wie wir ja alle wissen, kann die Pille zwar gewisse Symptome beheben, wie beispielsweise Akne oder Zyklusprobleme, allerdings behandelt sie die Ursachen nicht. Sie wirkt nur, weil die eigenen Hormone einfach abgeschaltet werden.

Hatte man also vor der ersten Einnahme der Pille schon Probleme, dann können diese nach dem Absetzen natürlich auch wieder auftauchen, denn das eigentliche Problem wurde ja nie behandelt, sondern einfach überdeckt. Man sollte also nach dem Absetzen der Pille auf die schon vorher bestandenen Beschwerden achten und deren Ursache suchen.

DIE EINNAHMEDAUER

»Die Langzeiteinnahme der Pille ist total unbedenklich«, so die Aussage vieler Ärzte und auch Hersteller. Allerdings nur bis zu einem bestimmten Alter, denn dann steigt das Risiko für Thrombosen. Ich frage mich nur immer, wie sie zu dieser Aussage kommen, denn mir ist keine Langzeitstudie bekannt, die diesbezüglich Informationen liefern könnte. Es ist also absolut unklar, welche Auswirkungen die langjährige Einnahme der Pille auf den Körper einer Frau hat.

Die logischste Erklärung ist für mich eigentlich auch immer die richtige. Und logisch betrachtet wird doch eines ganz deutlich: Je länger fremde, synthetische Hormone auf den Körper einwirken und ihn steuern, umso schwieriger wird es für ihn werden, die körpereigene Hormonproduktion ohne fremde Hilfe wieder aufzunehmen. Eigentlich klar, oder?

WEITERE FAKTOREN
Der Einfluss der Pille auf viele körperliche Vorgänge macht dem Frauenkörper ganz schön zu schaffen. Das Verstoffwechseln der synthetischen Hormone beschäftigt ihn enorm, auch das Immunsystem wird dauerhaft beansprucht. So entstehen Vitalstoffmängel, eine eventuell lädierte Schilddrüse, eine geschwächte Leber und ein überlasteter Darm.

Kommt zu dieser vorhandenen Belastung noch ungesunde Ernährung, wenig Bewegung, Rauchen oder regelmäßiger Alkoholkonsum hinzu, bringt man den Körper an seine Grenzen, was sich dann auch nach dem Absetzen der Pille zeigen kann.

GUTE GENE, SCHLECHTE GENE
Sehr interessant finde ich die Tatsache, dass gewisse Erbanlagen von Geburt an entscheiden, wie gut der Körper und seine Entgiftungsorgane (Leber, Haut, Lymphe, Nieren) arbeiten können. Hierfür werden bestimmte Enzyme im Körper gebildet, die - um einwandfrei funktionieren zu können - von einer intakten DNS (Erbsubstanz) abhängig sind, denn der Körper bildet diese Enzyme entsprechend seiner genetischen Information. Man kann also von Natur aus ein »schlechter Entgifter« sein, wenn man schon bei der Geburt mit Genen ausgestattet wurde, die spezielle Enzyme nicht richtig kodieren können.

Allerdings nutzen auch die besten Gene nichts, wenn man sich selbst zum schlechten Entgifter macht, beispielsweise durch einen Mangel an Aminosäuren, Vitaminen und Spurenelementen. Hier seien Zink, Mangan, Selen, Vitamin B6 und B12 genannt. Sie gelten als Bausteine und Co-Enzyme, durch die die Herstellung der lebensnotwendigen Entgiftungsenzyme erst ermöglicht wird.

Was du über deinen Zyklus wissen solltest!

Der Zeitpunkt der ersten Einnahme der Pille ist auch meist der Zeitpunkt, an dem frau aufhört, sich über ihren Zyklus, ihre Fruchtbarkeit und ihren Körper Gedanken zu machen. Das braucht sie ja auch nicht mehr, denn für Verhütung ist gesorgt und der eigene natürliche Zyklus abgeschaltet. Gerade bei Frauen, die früh mit der Einnahme der Pille begonnen haben und sie dann Jahre später absetzen, herrscht absolute Unwissenheit. Es ist oft erschreckend, wie wenig manche Frauen über ihren Körper und vor allem über ihren Zyklus wissen.

Ich persönlich finde, dass dieses Wissen jede Frau – egal in welchem Alter – haben sollte. Zum einen, weil es spannend ist, den eigenen Körper zu erkunden und zu verstehen, und zum anderen, weil es ein großer Teil unserer Gesundheit ist. Dieses Wissen ist wichtig, um selbstverantwortlich mit seiner Sexualität, der Verhütung und auch der Gesundheit umgehen zu können – für mich ein grundlegender Baustein der Emanzipation.

EIN KLEINER ZYKLUS-UNTERRICHT!

Der natürliche Zyklus einer Frau beträgt zwischen 21 und 35 Tagen. Er beginnt mit dem ersten Tag der Periode und endet mit dem letzten Tag vor der nächsten Periode. Jeder Zyklus verläuft in drei verschiedenen Phasen, in denen im Körper einer Frau sehr viel Verschiedenes passiert.

Die Follikelphase

In der Follikelphase wird der weibliche Körper auf eine mögliche Schwangerschaft vorbereitet. Es ist die Zyklusphase, in der das körpereigene Östrogen dominiert.

In jedem Eierstock reifen jetzt ungefähr zwölf Eibläschen heran. Sie alle sind mit einer Flüssigkeit gefüllt und beherbergen jeweils eine Eizelle. Nur einer dieser sogenannten Follikel wird innerhalb dieser Zyklusphase durch den Botenstoff FSH (Follikel-Stimulierendes Hormon) so stark zum Wachstum angeregt, dass er zum dominanten Follikel wird und zum Eisprung antreten darf. Während der Follikel wächst, nimmt die Flüssigkeitsmenge in seinem Inneren und somit auch der Innendruck so stark zu, dass das Ei »sprungbereit« ist. Gleichzeitig wird die Schleimhaut der Gebärmutter neu aufgebaut, um die besten Voraussetzungen für eine Einnistung zu schaffen.

Im Laufe dieser Zyklusphase werden immer mehr Östrogene gebildet. Diese sorgen dafür, dass auch der Zervixschleim zunehmend flüssiger und somit für Spermien wieder passierbar wird. Der steigende Östrogenspiegel bewirkt schließlich die Freigabe des sogenannten Luteinisierenden Hormons (LH), das dann den Eisprung auslöst. Der Follikel platzt auf und gibt die Eizelle frei, die dann vom Eierstock in den Eileiter gespült wird und dort in Richtung Gebärmutter wandert.

Die Ovulationsphase

Der Eisprung, die sogenannte Ovulation, findet ungefähr zehn bis 16 Tage vor Beginn der nächsten Periode statt. In dieser Zyklusphase macht sich die Eizelle auf den Weg zur Gebärmutter. Diese Wanderung dauert ca. 12 bis 18 Stunden. Genau das ist auch die Zeitspanne, in der wir fruchtbar sind.

In dieser Zyklusphase öffnet sich der Muttermund ein wenig, sodass Spermien gut hindurchgelangen können. Spermien bewegen sich mit einer Geschwindigkeit von nur etwa vier Millimetern pro Minute, sodass sie einige Stunden für diesen Weg benötigen. Das mag zwar sehr langsam sein, dafür sind Spermien aber durchaus ausdauernd, denn sie können in unserem Körper bis zu fünf Tage überleben.

Die Lutealphase

Aus dem Follikel, der nach dem Eisprung zurückbleibt, entwickelt sich der sogenannte Gelbkörper. Er bildet das Hormon Progesteron. Damit beginnt die Luteal- oder Gelbkörperphase. Die eigentliche Aufgabe von Progesteron ist, die Gebärmutter für den zukünftigen Nachwuchs möglichst nett und gemütlich zu gestalten und eine eventuelle Schwangerschaft aufrechtzuerhalten. Außerdem sorgt Progesteron dafür, dass in diesem Zyklus keine weiteren Eisprünge mehr stattfinden. Gleichzeitig geht die Produktion von Östrogen zurück.

Bei erfolgreicher Befruchtung bleibt der Progesteronspiegel nach der Einnistung der Eizelle in der Gebärmutter erhalten. Wurde das Ei nicht befruchtet, bildet sich der Gelbkörper innerhalb der nächsten zehn bis 16 Tage zurück und stellt die Progesteronproduktion ein. Die oberen Schleimhautschichten lösen sich ab, die Regelblutung setzt ein, und der Zyklus beginnt von vorn.

Diese drei Zyklusphasen erkennt man tatsächlich auch anhand verschiedener Symptome. Nicht nur die Körpertemperatur verändert sich während der verschiedenen Phasen, sondern auch die Konsistenz des Zervixschleims sowie die Position und Beschaffenheit des Muttermundes.

Basaltemperatur (Aufwachtemperatur)

In der ersten Zyklushälfte ist die Körpertemperatur niedriger als in der zweiten Zyklushälfte. Nach erfolgtem Eisprung sorgt das Progesteron für einen Temperaturanstieg, der dann bis zum Eintritt der Periode im höheren Bereich bleibt und erst mit Eintreten der Blutung wieder abfällt.

WICHTIG: Wenn du über einen längeren Zeitraum keinen Eisprung feststellen kannst, solltest du der Sache auf den Grund gehen. Ausbleibende Eisprünge können sowohl Eierstockzysten als auch eine Östrogendominanz zur Folge haben, da ohne Eisprung kein Progesteron gebildet werden kann.

Wenn du deine auftretenden Symptome zum jeweiligen Zyklustag aufschreibst, kann dies sowohl für dich als auch für deinen Arzt sehr hilfreich sein.

Botenstoffe im Organismus

Damit ein Organismus mit all seinen Organen voll funktionsfähig ist, müssen alle Organe und Organsysteme eng zusammenarbeiten und miteinander kommunizieren.

Zur Abstimmung dieser Tätigkeiten verfügt der menschliche Körper über zwei Steuerungssysteme: das Nervensystem und das Hormonsystem. Hormone wirken als Signale, indem sie über das Blutgefäßsystem vom Ort ihrer Bildung zum Ort ihrer Wirkung transportiert werden, weshalb sie auch Botenstoffe genannt werden. Ihre spezielle chemische Zusammensetzung sichert das »Übersetzen« ihrer Signale.

Unser Hormonsystem wird auch Endokrinum oder endokrines System genannt. Um es jetzt nicht zu kompliziert zu machen, fasse ich hier nur das Grundlegende zusammen.

Das Hormonsystem arbeitet mittels Hormonabgabe ins Blut. Hormone arbeiten als Boten. Sie sind ein eigenes Kommunikationszentrum und bringen einen Befehl von einem Organ zum nächsten. Dieses System beeinflusst z.B. Reifung, Wachstum, Stoffwechsel, Fortpflanzung und auch die psychische und physische Entwicklung.

Hormone steuern auch unsere Stimmung, unseren Schlaf und sogar unseren Hunger.

Wie auf der Abbildung dargestellt, gehören zu diesem System bestimmte Organe:

· Hypothalamus und Hypophyse
· Schilddrüse und Nebenschilddrüsen
· Nebennieren
· Pankreas (Bauchspeicheldrüse)
· Ovarien (Eierstöcke)

All diese Organe stehen in ständiger Verbindung zueinander. Nur wenn alle richtig funktionieren, hat man auch einen regelmäßigen Zyklus.

Doch das ist nicht alles. Damit dieses ausgeklügelte System richtig funktionieren kann, müssen auch die Organe, die auf den ersten Blick gar nichts mit Hormonen zu tun haben, ihren Beitrag leisten. Deshalb ist es z.B. enorm wichtig, dass Darm und Leber bei bester Gesundheit sind, denn um ihre Botengänge erledigen zu können, brauchen Hormone Energie. Und diese Energie bilden sie aus Vitalstoffen. Vitalstoffe sind aber nur in ausreichendem Maße vorhanden, wenn Darm und Leber einwandfrei arbeiten.

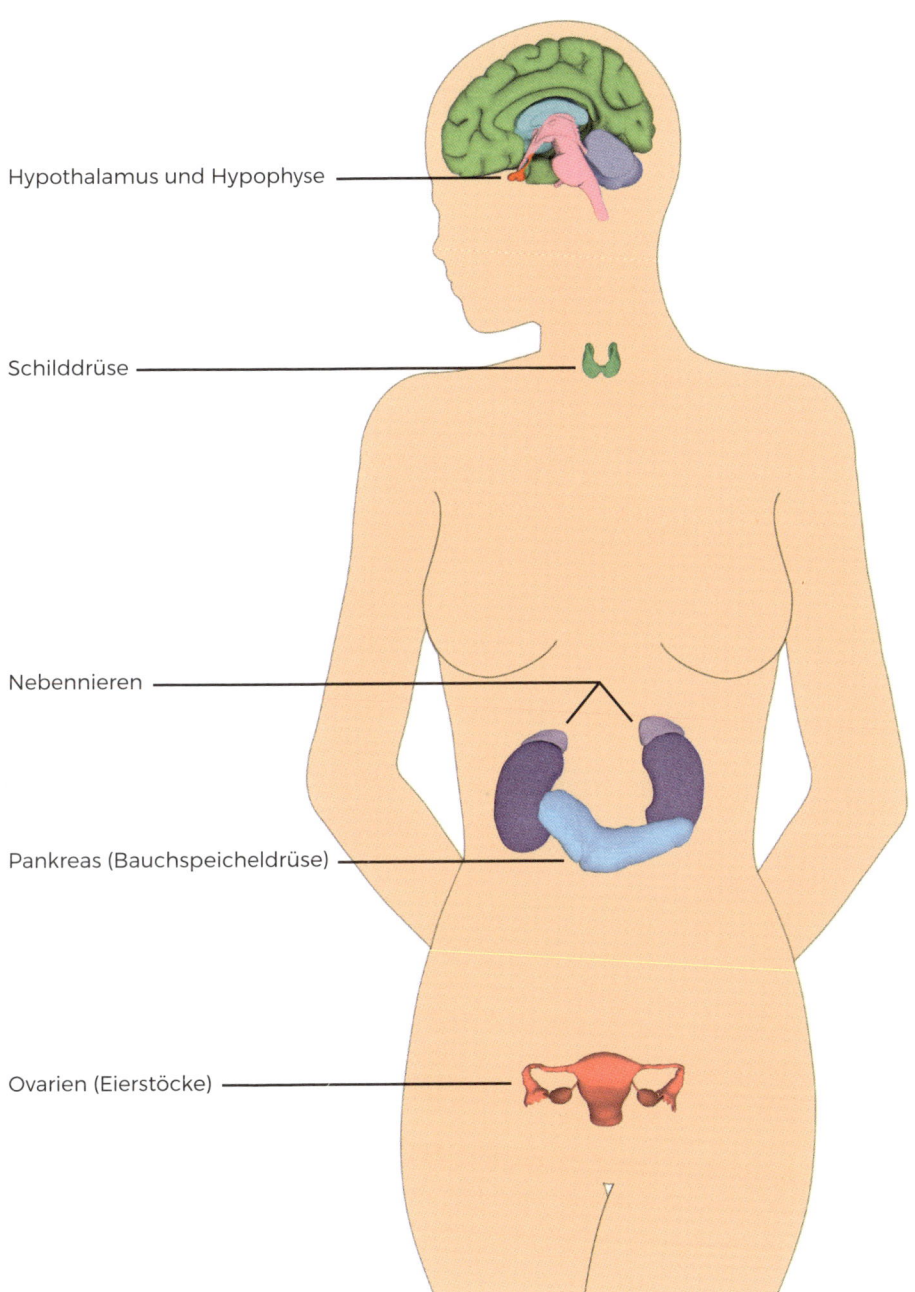

Hypothalamus und Hypophyse

Schilddrüse

Nebennieren

Pankreas (Bauchspeicheldrüse)

Ovarien (Eierstöcke)

Synthetische Hormone vs. körpereigene ...

Kaum eine Frau ist sich darüber bewusst, wie gravierend der Unterschied zwischen den »Hormonen«, wie sie in der Pille (oder auch Hormonspirale, Nuvaring etc.) verwendet werden, und den körpereigenen, den »echten« Hormonen ist.

Die meisten Pillenpräparate sind sogenannte Kombipräparate und enthalten somit die synthetische Variante der uns bekannten Hormone Östradiol (das wichtigste der drei Östrogene) und Progesteron. In der biochemisch veränderten, körperfremden Form haben sie allerdings nicht nur eine völlig andere molekulare Struktur wie ihre natürlichen Vorreiter, sie haben auch völlig andere Aufgaben und Eigenschaften als unsere körpereigenen. Es handelt sich hierbei keinesfalls um Hormone, sondern um »Medikamente mit hormonähnlicher Wirkung«.

KÖRPEREIGENES ÖSTRADIOL

· beteiligt an der Steuerung des Menstruationszyklus

· beteiligt an der Reifung der Eizelle im Eierstock

· verändert den Schleimpfropf im Gebärmutterhals während des Eisprungs, um eine Empfängnis zu erleichtern

· erhöht die Konzentration des sogenannten guten HDL-Cholesterins (gutes Cholesterin – Grundstoff für viele Hormone)

SYNTHETISCHES ÖSTRADIOL
(meist Ethinylestradiol)

· hat keine verhütende Wirkung und wird nur wegen der Zyklusstabilität beigefügt

· triggert die Produktion von Gerinnungseiweißen, was die Risiken für Thrombosen, Lungenembolien, Schlaganfälle etc. erhöht

KÖRPEREIGENES PROGESTERON

- wandelt die Schleimhaut in der Gebärmutter um und bereitet sie auf die
  Einnistung eines befruchteten Eies vor
- Hauptfaktor für die Aufrechterhaltung
  einer Schwangerschaft
- wird nur nach dem Eisprung in
  nennenswerten Mengen gebildet
- fördert das Haarwachstum
- hat positiven Einfluss auf unser Gehirn
  und die Wahrnehmung
- fördert Wasserausscheidung und
  verhindert Wassereinlagerungen
- gilt als stärkstes natürliches Antidepres-
  sivum
- strafft und festigt das Bindegewebe
- schützt vor Venenbeschwerden
- wirkt sich positiv auf die Nervenfunk-
  tion aus
- schützt vor Gewebeveränderungen und
  Zysten in der Brust
- beugt Schlaganfällen und Herzinfarkten
  vor
- ist ausschlaggebend für den Fettstoffwechsel und den Blutzuckerspiegel
- verringert das Risiko für Infarkte, Embolien und Thrombosen

Spätestens jetzt sollte allen klar sein, dass
diese »Medikamente mit hormonähnlicher Wirkung« absolut keine Ähnlichkeit
mit unseren körpereigenen Hormonen
haben.

Schlimmer noch, ihre Wirkweise beruht
immer auf dem genauen Gegenteil von
dem, was unsere eigenen Hormone eigentlich tun.

SYNTHETISCHES PROGESTERON
(auch Gestagene genannt, wie Drospirenon,
Levonogestrel, Dienogest, Nomegestrol,
Chlomadinon, Desogestrel)

- verhindert die Eireifung
- verhindert den Eisprung
- verhindert die Bildung der Schleimhaut
  in der Gebärmutter
- einige erhöhen das Risiko für Thrombosen, Schlaganfälle, Embolien und
  Herzinfarkte (z. B. Drospirenon, Desogestrel)
- wirkt negativ auf den Blutzuckerspiegel
- begünstigt die Insulinresistenz
- begünstigt Haarausfall
- begünstigt Stimmungsschwankungen
  und Depressionen

WAS NOCH ERSCHWEREND HINZUKOMMT ...
Unsere natürlichen Hormone sind
ein ausgefuchstes und in sich stim-
miges System. Wichtig hierbei ist,
dass dieses ausgeklügelte System
nur dann richtig funktioniert, wenn
Östrogen und Progesteron im richtigen Verhältnis zueinander stehen.
Sie sind wie Yin und Yang und fun-
gieren mit ihren verschiedenen Eigenschaften als Gegenspieler. Dieses Gleichgewicht gerät durch die
Pille (egal ob Kombi- oder Monoprä-
parat) völlig aus der Balance.

Was die Pille mit dir anstellt

Hormone haben einen enormen Stellenwert für unsere Gesundheit. Gebildet werden sie in verschiedenen Organen und komplizierten Prozessen. Die wichtigsten hormonbildenden Organe im weiblichen Körper sind das Gehirn (Hypothalamus, Hypophyse), die Schilddrüse, die Nebennieren und die Eierstöcke (siehe Seite 20).

Um zu verstehen, wie die Pille im Körper wirkt und was sie anrichten kann, muss man Folgendes wissen:

Um unseren Körper mit all seinen Funktionen am Laufen zu halten, müssen sie alle gemeinsam an einem Strang ziehen, denn diese Hormone sind alle voneinander abhängig. Sie beeinflussen sich also kontinuierlich gegenseitig.

Gerät ein Hormon ins Wanken, dann ist das so, als würde man einen Dominostein anschubsen ... Alle anderen folgen, und am Ende liegen alle.

Man muss sich dieses komplizierte Zusammenspiel vorstellen wie ein Uhrwerk. Hunderte von Zahnrädern, die perfekt ineinandergreifen, um die Zeiger zur richtigen Zeit zu bewegen, halten die Uhr am Laufen. Jedes unserer Hormone (und das sind Hunderte) ist ein gut geöltes Zahnrad aus stabilem Stahl.

Ersetzt man nun eines dieser Zahnräder gegen eines aus Plastik, das nicht perfekt passt, gerät das ganze System ins Wanken.

WAS MACHT DIE PILLE NUN MIT UNSEREM UHRWERK?

Die Pille besteht aus synthetischen Hormonersatzstoffen (Östrogene und Progestine, auch Gestagene genannt), von denen uns gern erzählt wird, dass sie unseren körpereigenen Hormonen zum Verwechseln ähnlich sind. Dem ist nicht so!

Bleiben wir bei dem Beispiel mit den Zahnrädern, dann haben diese synthetischen Hormone zwar die gleiche Form wie unsere eigenen Zahnräder, aber sie sind eben nur aus Plastik und damit ein Fremdkörper in unserem System.

Für den grundsätzlichen Ablauf dieser Wirkweise ist es erst einmal unerheblich, welche Art von Pille eingenommen wird. Es passiert vorerst immer das Gleiche: Alle oral eingenommenen Medikamente, so auch die Pille, durchlaufen erst mal unsere körpereigene Entgiftungsstation – die Leber. Dort werden etwa drei Viertel der Wirkstoffe »weggefiltert«.

Die übrig gebliebenen synthetischen Monsterchen gelangen dann in unseren Blutkreislauf, wo sie anfangen zu »wirken«.

Dort einmal angekommen, sind sie in der Lage, jedes Organ zu beeinflussen. Hauptsächlich kontaminieren sie unser Hormonsystem, indem sie die Rezeptoren unserer körpereigenen Hormone besetzen, die somit keinen Platz mehr haben, dort anzudocken.

Unser zuständiges Hormon-Kommunikationszentrum im Gehirn bemerkt, dass die Rezeptoren für unsere körpereigenen Sexualhormone Progesteron und Östrogen bereits besetzt sind, und gibt dann den Eierstöcken den Befehl, die Produktion der körpereigenen Hormone einzustellen.

Und schon ist es passiert: Unser Zyklus existiert nicht mehr. Er wurde ersetzt. Wir sind fremdgesteuert.

Die Pille spielt dem Körper keine Schwangerschaft vor, sondern versetzt ihn dauerhaft in die zweite Zyklushälfte!

Die Geschichte von Pille und Leber

Neben ihrer bekanntesten Tätigkeit – dem Entgiften – hat die Leber noch viele andere wichtige Aufgaben, von denen nur die wenigsten wissen. Unter anderem ist sie durch die Bildung von Gallenflüssigkeit an einer gesunden Verdauung beteiligt, sie speichert wichtige Stoffwechselprodukte wie z.B. Zucker, Eisen, Kupfer, Vitamine (Vitamin A, B12, D, E) sowie Folsäure und führt sie bei Bedarf dem Körper zu.

Außerdem ist die Leber maßgeblich an der Schilddrüsenfunktion beteiligt, da sie das Schilddrüsenhormon T4 in das aktive und benötigte T3 umwandelt. Sie sorgt auch für den Abbau von Östrogen. Des Weiteren versorgt sie den Körper mit Glukose, sobald der Blutzuckerspiegel sinkt, und ist durch die Bildung von Blutgerinnungsfaktoren zudem noch bei jeder starken Blutung gefragt. Ja, auch bei der Menstruation.

Dieses tolle Organ bildet Eiweiße zum Transport der Hormone und sogar ein eigenes: das Cholesterin! Da sich leider bei vielen Menschen Cholesterin als etwas Böses und Gefährliches in die Gedanken eingebrannt hat, sollte ich hier wichtigerweise noch erwähnen:

> **Cholesterin ist ein elementarer Baustein aller unserer Körperzellen und für unseren Stoffwechsel lebenswichtig. Zudem ist Cholesterin der Ausgangsstoff vieler Hormone wie z.B. Östrogen und Progesteron.**

WAS MACHT DIE PILLE MIT DER LEBER?
Die Pille ist intelligenterweise so hoch dosiert, dass der First-Pass-Effekt der Leber einkalkuliert wurde. Das bedeutet: Da wir die Pille oral einnehmen, bahnt sie sich erst mal den Weg durch den Körper und macht den ersten wichtigen Stopp im Darm, wo ihre Wirkstoffe aufgenommen werden. Weiter geht's über die Pfortader zur Leber, die sofort Alarm schlägt, denn für sie sind diese synthetischen Hormone pures Gift. Sie beginnt also sofort mit dem Abbau und filtert erst mal drei Viertel der enthaltenen Stoffe heraus. Es bleibt also nur noch ein Viertel der synthetischen Hormone übrig, die dann wirken müssen. Der First-Pass-Effekt beschreibt also, was nach der Verstoffwechselung eines Medikaments davon noch übrig ist. Um dies auszugleichen, muss das Medikament natürlich höher dosiert werden.

Jeden Tag aufs Neue ist die Leber »happy«, wenn sie diese böse Pille besiegt hat. Aber immer, wenn sie fertig ist, schlucken wir schon wieder eine neue.

Da die Leber nun völlig kraftlos vor sich hin entgiftet, hat sie natürlich weniger Zeit und Power, sich ihren anderen wichtigen Aufgaben zu widmen. Das hat zur Folge, dass sie irgendwann alles nur noch »halbherzig« machen kann und auch mal das ein oder andere vernachlässigt.

WAS IST DIE FOLGE?

Da die Leber keine Nervenbahnen besitzt und somit keinen Schmerz verursachen kann, leidet sie im Stillen vor sich hin, ohne dass wir es spüren. Die Ursache der meisten Symptome, die auf eine geplagte Leber hinweisen könnten, werden erst mal allen möglichen anderen Problemen zugesprochen.

»MÜDIGKEIT IST DER SCHMERZ DER LEBER«

So sagt man im Volksmund, und an diesem Spruch ist etwas Wahres dran. Da die Leber sich also nicht melden kann, sorgt sie für völlig unspezifische Symptome, die man mit ihr eher selten in Verbindung bringt.

Eine überlastete Leber kannst du beispielsweise an andauernder Müdigkeit erkennen oder daran, dass du auf einmal weniger Alkohol verträgst. Plötzlich auftretende Übelkeit ohne ersichtlichen Grund könnte auch darauf hindeuten. Es gibt viele Symptome, mit denen deine Leber dir zu sagen versucht, dass sie mit ihrer Arbeit gerade nicht mehr hinterherkommt.

Diese Beschwerden könnten persönliche Botschaften deiner Leber sein:

Akne
Alkoholunverträglichkeit
Blähbauch
Erschöpfung
Fettansammlungen
Gewichtszunahme
Haarausfall
Migräne
Reizbarkeit
Schläfenkopfschmerz
Schlafstörungen
Übelkeit
Verdauungsbeschwerden
Verstopfungen

Zu viel Stress ...

Auch wenn es sich so anhört, so haben die Nebennieren doch nichts mit den Nieren zu tun. Ihren verwirrenden Namen haben sie aufgrund ihrer Position: Sie sitzen wie kleine Hütchen auf den Nieren und gehören zu den sogenannten endokrinen Drüsen. Sie bilden also Hormone, unter anderem Cortisol, Adrenalin, Testosteron und noch einige mehr.

Jetzt sorgen die Nebennieren dafür, dass wir unheimliche Kräfte entwickeln, um uns z. B. besser wehren oder auch schneller rennen zu können. In diesem Moment steckt also die komplette Körperenergie genau in den Systemen, die für unser Überleben wichtig sind. Dann sind z. B. unsere Verdauung oder auch die Schilddrüse gerade nicht so wichtig.

Für mich persönlich zählen diese unscheinbaren »Hütchen« zu den wichtigsten Organen in unserem Körper.

Die Nebennieren sind unsere körpereigene Stress-Management-Zentrale und imstande, so gut wie jede Funktion unseres Körpers zu beeinflussen. Ganz krass ausgedrückt könnte man sagen, ihre Hauptaufgabe besteht darin, unser Überleben zu sichern. Und das machen sie, indem sie Prioritäten setzen.

DER FIGHT-OR-FLIGHT-EFFEKT

Wie gerade erwähnt, ist die höchste Priorität der Nebennieren, während Stress, Krankheit, Bedrohung oder Gefahr, unser Überleben zu sichern. Das machen sie beispielsweise, indem sie mittels Ausschüttung von Cortisol oder Adrenalin unsere Körperfunktionen lenken. Nehmen wir mal an, wir sind gerade in einer bedrohlichen Situation, wir werden überfallen.

GESCHWÄCHTE NEBENNIEREN KÖNNEN WEITREICHENDE FOLGEN HABEN, WIE BEISPIELSWEISE:

- Beeinträchtigung des Stoffwechsels
- Schwächung der Muskeln und des passiven Bewegungssystems (Knochen, Sehnen, Bänder)
- Verhinderung des Fettabbaus und Förderung des Bauchfetts
- Insulinresistenz, Diabetes
- Heißhunger
- erhöhter Blutdruck, verminderte Durchblutung
- Unterdrückung der Immunabwehr
- negative Auswirkung auf Neurotransmitter (Dopamin, Serotonin, Melatonin)
- verminderte Schilddrüsenleistung
- Sexualhormone werden nicht mehr gebildet
- schlechte Blutzuckerkontrolle
- Schilddrüsenfunktionsstörungen
- ausbleibende Menstruation
- zu lange oder zu kurze Zyklen
- Panikattacken
- Schwäche, Erschöpfung, Müdigkeit
- erhöhtes Schlafbedürfnis

Das Ganze nennt man den Fight-or-flight-Effekt, zu Deutsch: Kampf oder Flucht. Genau dieser Effekt ist es, der uns Menschen am Leben hält. Unheimlich intelligent gelöst von unserem Körper, wie ich finde. Allerdings nur dann, wenn die Bedrohung, der Stress oder die »Lebensgefahr« auch gleich wieder verschwindet und die Nebennieren wieder zur Ruhe kommen können.

WICHTIG!
Sobald die Nebennieren Stress (also eine Bedrohung) wahrnehmen, lenken sie alle Kraft und Energie in die wichtigsten Körperfunktionen, und alle anderen Funktionen, die gerade weniger wichtig sind, werden gedrosselt. Sobald der Stresslevel sinkt, können auch die Nebennieren wieder entspannen. Schlucken wir aber jeden Tag den Stress in Form der Pille, bleibt der Cortisolspiegel dauerhaft erhöht.

Antibabypillen wirken eigentlich immer auch auf die Nebennieren. Ganz besonders kombinierte Pillen, also solche, die sowohl ein synthetisches Östrogen als auch ein Progestin enthalten, haben einen enormen Einfluss auf die Nebennieren. Tatsächlich ist mittlerweile bewiesen, dass sie den Cortisolspiegel durch zwei Mechanismen kontinuierlich hoch halten:
Kombinierte Antibabypillen erhöhen die Konzentration von »kortikoidbindendem Globulin«. Das ist ein Eiweiß, das Cortisol bindet und damit wirkungslos macht. Da aber nur freie, nicht gebundene Hormone eine Wirkung haben, versuchen die Nebennieren ständig, neues Cortisol zu produzieren.

Kombinierte Pillen senken den DHEA-Spiegel. Auch DHEA ist ein Hormon und der direkte Gegenspieler von Cortisol. Im Falle einer Überproduktion von Cortisol hilft DHEA, das Cortisol in Schach zu halten.

Wird also auf Dauer zu viel Cortisol gebildet, erhöht sich das DHEA, um das zu unterbinden. Durch die Einnahme der Pille verringert sich aber die Konzentration von DHEA um knapp 20 Prozent, und somit fehlt dieser wichtige Gegenspieler.

Irgendwann sind auch die Nebennieren am Ende ihrer Kräfte angekommen, nachdem sie lange Zeit viel zu viel geleistet haben. Das kann dazu führen, dass sie ihre Arbeit nur noch reduziert oder gar nicht mehr ausführen.

Die Folge: Nebennierenschwäche oder Nebenniereninsuffizienz, im Volksmund auch gern Burn-out genannt.

Fünf Gründe für deine Schilddrüse zu kapitulieren

Anders als bei vielen anderen Organen wirken orale Kontrazeptiva auf die Schilddrüse nicht direkt. Dafür gibt es aber gleich vier indirekte Wege, die Funktion des Schmetterlingsorgans zu beeinträchtigen.

Wie beeindruckend und wichtig die Kommunikation und Funktion der einzelnen Organe ist, sollte bis hierher deutlich geworden sein. Die Schilddrüse ist eine der Drüsen, die hauptsächlich auf Einflüsse reagiert. Für sie sind Vitamine und Mineralstoffe wichtig, die einwandfreie Funktion der Leber und auch die Konzentration der Sexual- und Stresshormone. Hier also die fünf Hauptgründe, warum die Schilddrüse unter Einnahme der Pille leidet:

SYNTHETISCHE ÖSTROGENE

Zum einen mag unser Körper die synthetischen Östrogene der Pille nicht, denn dieser Eingriff in unseren Hormonregelkreis, insbesondere der Sexualhormone, verwirrt auch die Schilddrüse. Weiterhin passiert es relativ häufig, dass sich – sowohl während der Einnahme der Pille als auch nach dem Absetzen – eine Östrogendominanz entwickelt. Das bedeutet, dass das Verhältnis von Östrogen zu Progesteron im Körper nicht ausgeglichen ist. Ein Zuviel an Östrogen, ob körpereigenes oder synthetisches, mindert die Leistung der Schilddrüse und kann zu Unterfunktionserscheinungen führen.

GESCHWÄCHTE LEBERFUNKTION

Für die Schilddrüse sind die Hormone TSH, T3 und T4 wichtig. Der TSH ist eigentlich nur der Kommandant und befiehlt der Schilddrüse, bei Bedarf Hormone zu produzieren. Dummerweise kann sie mit T4 aber nichts anfangen, und hier kommt die Leber ins Spiel. Dort wird das frisch produzierte T4 in das dringend benötigte T3 umgewandelt! Ist die Leber also durch die Pille erschöpft, beeinträchtigt das diese Umwandlung.

VITAMIN- UND MINERALSTOFFVERLUST AUF KOSTEN DER SCHILDDRÜSE

Es ist eigentlich kein Geheimnis, dass die Pille viele Vitamin- und Mineralstoffmängel verursacht, die durch eine gesunde und ausgewogene Ernährung meist nicht in den Griff zu bekommen sind. Bekommt eine Schilddrüse über längeren Zeitraum zu wenig Jod, Zink, Selen, Magnesium und auch die Vitamine A, B12 und C, beeinträchtigt das ihre Leistungsfähigkeit.

ERHÖHTES CORTISOL BEDEUTET EINE NIEDRIGE SCHILDDRÜSENFUNKTION

Wer bis hierhin aufmerksam gelesen hat, weiß bereits, dass die Pille für die Nebennieren eine dauerhafte Belastung darstellen kann. Wie bereits erwähnt, bedeutet dies, dass sie über einen zu langen Zeitraum zu viel Cortisol produzieren. Bleibt dieser erhöhte Stresspegel und somit auch der hohe Cortisolspiegel bestehen, hat das zur Folge, dass andere Körperfunktionen gedrosselt werden, und ganz vorn mit dabei ist hier die Schilddrüsenfunktion!

DER ANTIANDROGENE EFFEKT IN KOMBINIERTEN PILLEN

Um diesen besagten Effekt zu erzielen, erhöht das Ethinylestradiol das hormonbindende Eiweiß, auch SHBG (sexualhormonbindendes Globulin) genannt. So werden Androgene, also männliche Hormone, an diese Eiweiße gebunden und somit wirkungslos. Das Problem ist allerdings, dass nicht nur vermehrt SHBG gebildet wird, sondern auch TBG (thyroxinbindendes Globulin), ein spezielles Eiweiß zur Bindung freier Schilddrüsenhormone. Dieses TBG bindet die verfügbaren freien Schilddrüsenhormone und verursacht somit einen kontinuierlichen Mangel. Bemerkt der Körper, dass es an diesen freien Schilddrüsenhormonen mangelt, schüttet er vermehrt TSH aus, um die Produktion anzukurbeln. Ein »zu hoher« TSH wird mit einer Schilddrüsenunterfunktion gleichgestellt.

Die Quelle der Gesundheit sitzt im Darm ...

... oder – im Umkehrschluss – auch die Quelle der Krankheit. Der Darm ist ein bemerkenswertes, großartiges Organ, über das bis vor wenigen Jahren viel zu wenig gesprochen wurde. Dabei finden hier auf einer Länge von etwa acht Metern und einer Fläche von bis zu 400 Quadratmetern lebenswichtige Prozesse statt. Hier werden Hormone ausgeschüttet, die Enzymproduktion reguliert, Vitamine gebildet und Substanzen aus der Nahrung zerkleinert, verwertet und ausgeschieden.

Der Dünndarm macht dabei mit sechs bis sieben Metern den Hauptanteil des Darmsystems aus. Hauptsächlich kümmert er sich um die Aufspaltung von komplexen Kohlenhydraten, Fetten und Proteinen sowie um die Aufnahme von Wasser, Mineralstoffen und Vitaminen.

Die Aufgabe des etwa 1,5 Meter langen Dickdarms besteht hauptsächlich aus der Aufnahme von Natrium, jedoch auch einiger anderer Mineralstoffe. Des Weiteren ist er für die Verarbeitung des Darminhaltes zur Ausscheidung verantwortlich.

Beide werden ummantelt von der Darmschleimhaut (Tunica mucosa). Sie ist die innerste von vier Schichten der Darmwand und sowohl im Dünn- als auch in Dickdarm der Grund, dass etwas aufgenommen bzw. resorbiert werden kann. Die Darmschleimhaut ist sozusagen das Tor zu unserem Blutkreislauf. Sie öffnet die Türen für gute Stoffe und verschließt sie für Krankheitserreger und Toxine.

HAUPTSITZ UNSERES IMMUNSYSTEMS
Einige Wissenschaftler nennen den Darm sogar unser zweites Gehirn. Mit über 100 Milliarden Nervenzellen übertrifft der Darm sogar unser Gehirn und Rückenmark zusammen. Kein Organ wirkt sich so auf das Wohlbefinden des Menschen aus wie der so unterschätze Darm.

Leider bringen ihn die meisten lediglich mit ihrer Verdauung in Verbindung. Zwar ist auch das ein höchst komplexer Vorgang, dennoch ist der Darm in unserem Körper noch für viel mehr verantwortlich. Er hat eine entscheidende Rolle bei der Abwehr von Krankheitserregern und Giftstoffen.

Der Darm beherbergt in seinen Wänden 80 Prozent aller Zellen des menschlichen Immunsystems.

Die Aufgaben des Darms auf einen Blick:

· Aufnahme von Nährstoffen
· Ausscheidung von Gift- und Abfallstoffen
· Abwehr von schädlichen Eindringlingen, da hier 80 Prozent aller Immunzellen sitzen
· wichtig für die Produktion von Hormonen, Enzymen und Botenstoffen

Gute Bakterien, schlechte Bakterien ...

Auch wenn die meisten Menschen mit dem Begriff »Bakterien« immer automatisch etwas Negatives in Verbindung bringen, so sind diese Winzlinge doch unverzichtbar für unsere Gesundheit. Eine ganze Armee von über 400 verschiedenen Bakterienarten und Mikroorganismen bevölkert unseren Darm. Sie nehmen, je nach Art, verschiedene Aufgaben wahr und leisten damit einen lebenswichtigen Beitrag zur Funktionalität des Darmsystems. Diese Bakterienarmee, bestehend aus etwa zehn bis 100 Billionen einzelligen Winzlingen, ist sowohl am Verdauungsprozess als auch an der Immunabwehr des Darms essenziell beteiligt. Um noch mal deutlich zu machen, wie wichtig unsere Darmbakterien sind, sollte Folgendes gesagt sein:

Ohne Darmbakterien wäre weder eine Verdauung noch eine funktionierende Krankheitsabwehr möglich. Der Mensch wäre ohne sie also nicht lebensfähig!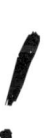

Diese Vielzahl unterschiedlicher Mikroorganismen wird als Darmflora bezeichnet. Es ist unheimlich wichtig, dass das Gleichgewicht dieser Darmbakterien ausgewogen ist und die guten, wichtigen Bakterien immer dominieren. Eine ausgewogene, gesunde Darmflora ist das A und O für unsere Gesundheit.

· Die Darmflora verhindert die Ansiedlung krankheitserregender Keime (schlechte Bakterien, Viren, Pilze etc.), indem gute Darmbakterien die Darmschleimhaut so eng besiedeln, dass Schädlinge sich nicht einnisten können.

· Die Darmflora schützt nicht nur die Darmschleimhaut, sondern sie sorgt auch dafür, dass sie sich immer wieder regeneriert und somit intakt und gesund bleibt.

· Alles Giftige und Schlechte (wie Abbauprodukte, unverdaute Partikel und Toxine) gelangt bei einer gesunden, durch die Darmflora geschützten Darmschleimhaut nicht in den Organismus.

· Die Darmflora ist an der Verstoffwechselung der Nahrung und der dadurch guten Nährstoffverwertung beteiligt. Außerdem bildet sie manche Vitamine und Fettsäuren, die von den Darmschleimhautzellen als Energiequelle genutzt werden können.

· Die Darmflora steht in Verbindung zu unserem Gehirn. Eine gute Darmflora ist ausschlaggebend für unsere Laune und unser Wohlbefinden.

· Gute Darmbakterien sind unheimlich wichtig für unsere Haut! Deshalb werden sie beispielsweise auch bei der Behandlung von Neurodermitis oder Schuppenflechte eingesetzt.

Eine der wichtigsten Aufgaben der Darmflora ist die Unterstützung des Immunsystems.

Die größten Feinde deines Darms

ANTIBIOTIKA

Die Feinde unseres Darms sind allgegenwärtig. Leider ist uns das meist gar nicht bewusst. Unangefochten auf Platz eins – der Endgegner sozusagen – ist jegliche Form von Antibiotikum. Versteht mich nicht falsch, natürlich haben Antibiotika ihre Daseinsberichtigung und sind zur Behandlung vieler Krankheiten absolut notwendig. Jedoch werden sie einerseits häufig zu schnell verschrieben, und andererseits wird leider nur in den seltensten Fällen darauf hingewiesen, was das für den Darm bedeutet. Antibiotika töten Bakterien! Das ist ihre Aufgabe, und das können sie auch sehr gut. Dummerweise unterscheiden sie aber nicht zwischen guten und schlechten Bakterien, sondern eliminieren einfach alle. Also auch die guten Bakterien. Und das hat immense Folgen für unsere Darmflora!

DIE PILLE

Dicht gefolgt auf Platz zwei ist meiner Meinung nach die Pille. Zum einen, weil sie eine dauerhafte Belastung für die Leber darstellt und sich schon deshalb negativ auf die Verdauung auswirkt. Denn eine überlastete Leber sorgt für weniger Gallenflüssigkeit, wodurch der Nahrungsbrei schlechter verarbeitet werden kann. Zum anderen füttert das enthaltene synthetische Östrogen schädliche Hefepilze. Diese können dann immer größer und stärker werden und sich auch besser vermehren. Sehr unschön für unsere Darmflora. Wenn sie ohnehin schon geschwächt ist, kann es immer wieder zu Pilzinfektionen in Scheide und/oder Darm kommen.

Eine weitere unschöne Tatsache brachte eine amerikanische Studie[1] zutage. Die Erkenntnisse dieser Studie besagen: Frauen, die die Pille nehmen, haben ein weitaus höheres Risiko, eine chronische Darmerkrankung zu entwickeln. Als Beispiel hierfür seien Colitis ulcerosa und Morbus Crohn genannt. Übrigens ist auch die dauerhafte Medikation mit beispielsweise Magensäurehemmern, Antidepressiva oder auch Schmerzmitteln keine gute Idee im Hinblick auf den Darm.

SCHLECHTE ERNÄHRUNG

Ein weiterer Feind – auch wenn das niemand gern hört – ist eine falsche Ernährung. Hier ist das erste Problem schon mal, dass gerade die jüngere Generation das Kochen verlernt hat. Selbst wenn mal gekocht wird, dann häufig nur mithilfe von Fertigsoßen oder Kartoffelpüree aus der Tüte. Nicht zu vergessen natürlich auch die Masse an Tiefkühl- und Fertigprodukten, die wir heute zu uns nehmen. All das ist voll mit Konservierungsstoffen, Geschmacksverstärkern, Unmengen an Zucker und getarnten anderen Süßungsmitteln, Farbstoffen sowie weiterer Chemie, die unseren Darm enorm belasten. Zu diesem Thema aber im Laufe des Buches mehr.

Ist der Darm krank, wirst auch du krank!

Ist der Darm in seiner Arbeit negativ beeinflusst, z. B. durch die eben erwähnten Feinde, kann es zu vielfältigen Problemen kommen:
- eine gestörte Darmflora
- eine blockierte Giftstoffausscheidung
- eine verminderte Nährstoffaufnahme
- eine Schwächung des Nerven- und Immunsystems

Die Folge sind Fäulnis- und Verschlackungsprozesse im Darm, eine beschädigte Darmschleimhaut und häufig Folgeerkrankungen. Ohne geeigneten Darmaufbau verschwinden diese Probleme nur selten und wirken sich negativ auf den gesamten Organismus aus.

Symptome, die ihren Ursprung typischerweise in einer Störung des Darms haben, sind:

Bronchitis
dauerhafte Entzündungen
geschwächtes Immunsystem
Heuschnupfen
Lebensmittelallergien
Neurodermitis
Pilzerkrankungen
Verdauungsprobleme

Aber auch Depressionen, Hautprobleme, Haarausfall, Mundgeruch, Kopfschmerzen, Migräne, Gewichtsprobleme, Antriebslosigkeit, Hyperaktivität oder ständige Müdigkeit können ihren Grund in einer gestörten Darmflora haben.

In der Traditionellen Chinesischen Medizin und im Ayurveda nimmt man sogar an, dass jede Erkrankung ihren Ausgangsort im Darm hat.

In vielen unterschiedlichen Studien wurden unentdeckte Störungen im Darm sogar mit Autismus, Autoimmunerkrankungen, Adipositas, Diabetes und Krebs in Verbindung gebracht.

Viele Krankheiten werden genau aus diesem Grund mit der sogenannten »Ernährungsmedizin« behandelt. Die hierbei erzielten Erfolge sind beeindruckend.

Es lohnt sich also definitiv,
sich mit seiner Darmgesundheit
und Ernährung intensiv
zu beschäftigen.

Achtung: Diebstahl!

Dass orale Kontrazeptiva uns unserer Vitamine, Mineralstoffe und Spurenelemente berauben, ist heutzutage kein Geheimnis mehr. Das kann man überall nachlesen. Nicht ohne Grund gibt es sogar Nahrungsergänzungsmittel, die speziell für »Pillen-Konsumentinnen« entwickelt wurden, um die größten Mängel abzufangen.

WELCHE VITALSTOFFE FEHLEN UND WIESO EIGENTLICH?

Vorab sollte ich erwähnen, dass es in unserer heutigen Zeit auch ohne Pille schon schwer genug ist, einen gesunden und ausgeglichenen Vitamin- und Mineralstoffhaushalt zu haben. Das liegt hauptsächlich daran, dass es leider auch mit gesunder Ernährung nicht gegeben ist (und sind wir mal ehrlich, so super ernährungsbewusst sind die meisten von uns nicht), dass wir genug Vitalstoffe zu uns nehmen. Wieso? Mal abgesehen davon, dass wir heutzutage in einer schnelllebigen und stressigen Welt existieren, was den Verbrauch von wichtigen Nährstoffen erhöht, ist es fast unmöglich, unserem Nährstoffbedarf gerecht zu werden, denn durch raffinierte Lebensmittel, Anti-Nutrienten (»Anti-Nährstoffe«, also Stoffe, die den Körper nicht nähren, sondern schädigen können), Zusatzstoffe und nährstoffarme Böden nehmen wir trotz offensichtlich gesunder Nahrung nicht genug Vitamine und Mineralstoffe auf.

Kommt zu dieser schon gegebenen Unterversorgung noch die Pille hinzu, kann man sich eigentlich bereits vorstellen, dass es die Situation nicht besser macht. Für den Körper ist diese Art der Empfängnisverhütung purer Stress, denn durch diese tägliche Belastung arbeitet er auf Hochtouren. Das allein sorgt schon dafür, dass wir mehr Nährstoffe verbrauchen, als wir überhaupt zu uns nehmen können.

Und als wäre das nicht bereits schlimm genug, sorgt die Pille – wie schon erwähnt – nach einer gewissen Zeit eventuell auch für eine erschöpfte Leber, die einige Mineralien nicht mehr speichern und verwerten kann.

Zudem vernachlässigt die Leber die Produktion der Gallenflüssigkeit, was sich wiederum negativ auf unsere Verdauung auswirkt. Hier haben wir dann auch schon das nächste Problem, denn die meisten Nährstoffe nehmen wir über den Darm auf. Doch das funktioniert durch die schlechtere Verdauung eben nicht mehr so gut, wie es sollte.

Früher oder später fehlen dir wahrscheinlich Vitamin C, Vitamin E, Vitamin D, die meisten B-Vitamine, insbesondere Vitamin B6, Vitamin B12 und Folsäure, Magnesium, Mangan, Selen, Eisen, Jod und Zink.

Da sich die meisten nach dem Absetzen der Pille nur darauf konzentrieren, dass sich der Zyklus schnell wieder einpendelt und Pickel und Haarausfall verschwinden, sollte gesagt sein: Der gesamte Körper inklusive der endokrinen Organe und somit auch der Zyklus funktionieren nur, wenn sie ausreichend mit Mikronährstoffen versorgt sind!

Jedes dieser Vitamine und Mineralstoffe besitzt viele Eigenschaften und Aufgaben in unserem Organismus. Das bedeutet natürlich auch, dass jeder einzelne Mangel Beschwerden hervorrufen kann.

Jeder Mangel verursacht eigene Symptome!

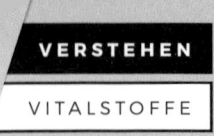
VITAMIN B6

Vitamin B6 ist an mehr als 100 Stoffwechselprozessen beteiligt. Die meiste Arbeit leistet das Vitamin im Eiweißstoffwechsel, nämlich bei der Herstellung von Aminosäuren. Außerdem hat Vitamin B6 einen großen Einfluss auf das Nervensystem, das Immunsystem und beeinflusst die Funktion gewisser Hormone, wie der Sexualhormone.

Auch für das Wachstum und die Entwicklung unseres Körpers ist Vitamin B6 von großer Bedeutung. Deshalb wird Schwangeren oft dazu geraten, neben einer ausreichenden Versorgung mit Folsäure und Vitamin B12, auf eine genügend hohe Dosierung von Vitamin B6 zu achten.

Therapeutisch wird B6 zur Behandlung von verschiedenen Hautkrankheiten, Übelkeit, PMS und sogar dem Karpaltunnelsyndrom eingesetzt. Im Normalfall kommt ein Vitamin-B6-Mangel eher selten vor, jedoch gibt es verschiedene Umstände, die den Vitamin-B6-Bedarf des Körpers erhöhen. Dazu gehören Schwangerschaft, Stillen und die dauerhafte Einnahme bestimmter Medikamente, wie z. B. der Pille.

Ein Vitamin-B6-Mangel kann sich durch folgende Symptome bemerkbar machen:[2]

- Akne
- Brustspannen
- Darmbeschwerden, Übelkeit und Erbrechen
- Depressionen
- Gangunsicherheit
- fettiges oder trockenes Haar
- Haarausfall
- Infektanfälligkeit
- Konzentrationsprobleme
- verstärkte Menstruationsbeschwerden
- Migräne
- Müdigkeit, Schwäche
- entzündete Mundwinkel bzw. gerissene Haut
- PMS
- Reizbarkeit und Unruhe

Ein starker Vitamin-B6-Mangel kann zu Funktionsstörungen der Leber und des Nervensystems führen und vermindert die Aufnahme bzw. Verwertung wichtiger Mineralstoffe, wie z.B. Eisen, Magnesium und Kalzium.

FOLSÄURE (Vitamin B9)

Die Folsäure gehört zur Gruppe der B-Vitamine und ist unter anderem an der Blutbildung, der Zellteilung sowie an Wachstumsprozessen beteiligt. Außerdem schützt Folsäure vor Darmparasiten, unterstützt Reparaturprozesse nach Verletzungen und wird für die Zellerneuerung bei Schleimhäuten und im gastrointestinalen Trakt benötigt.

Weitere wichtige Funktionen kommen der Folsäure in Bezug auf die Frauengesundheit zu. Sie ist nicht nur gemeinsam mit Vitamin B12 für eine gute Eierstockfunktion zuständig, sondern spielt auch eine entscheidende Rolle bei der Entwicklung des Fötus in der Schwangerschaft. Deshalb sollten Schwangere immer ein Folsäurepräparat einnehmen. Aber nicht nur Schwangere brauchen mehr Folsäure, auch Frauen, die die Pille einnehmen. Immerhin hat jede zweite Frau, die die Pille nimmt, zu wenig Folsäure im Blut.

Ein Mangel an Folsäure kann u. a. folgende Beschwerden verursachen:[3]

- Aggressivität, Reizbarkeit
- Angst
- Appetitlosigkeit
- Darmentzündungen
- Depressionen
- Durchfall
- Fehl- und Frühgeburten
- Fortpflanzungsstörungen
- Gedächtnisschwäche und -verlust
- langsam wachsende Haare
- Haarausfall
- Konzentrationsschwierigkeiten
- Kopfschmerzen
- Kurzatmigkeit
- Muskelschwäche
- langsam wachsende Nägel
- Prämenstruelles Syndrom (PMS)
- Schlaflosigkeit
- Schleimhautentzündungen in Mund/Scheide/Darm
- Schleimhautveränderungen im Mund
- Schwäche
- Schwindel
- Sehstörungen
- Störungen der Eierstöcke
- Unfruchtbarkeit

VITAMIN B12

Vitamin B12 ist der König unter den Vitaminen! Kaum ein anderes Vitamin übt einen vergleichbaren Einfluss auf unser körperliches, mentales und emotionales Wohlergehen aus.

Zu den zentralen Aufgaben von Vitamin B12 gehören u.a. Aufgaben im Bereich des Nervensystems, des Stoffwechsels, der Blutbildung und der Entgiftung. Den wichtigsten Einfluss hat es auf die Synthese der DNA (Zellteilung, Blutbildung), den Energiestoffwechsel (Energieproduktion in den Mitochondrien), den Lipidstoffwechsel (Aufbau der Zellmembranen, Aufbau von Myelinscheiden, Schutz der Nerven im Zentralnervensystem und Gehirn) und auf die Synthese von Hormonen und Neurotransmittern. Dummerweise ist es nicht nur eines der wichtigsten Vitamine, sondern auch das Vitamin, welches für unseren Körper am schwierigsten zu resorbieren, sprich zu verarbeiten ist.

Die Symptome eines Vitamin-B12-Mangels können vielfältig sein, z.B.:[4]

- Aggressivität
- Antriebslosigkeit
- Augenerkrankungen
- Bewegungsstörungen der Beine
- Depressionen, Stimmungs-
  schwankungen
- Fertilitätsstörungen
- Gedächtnisstörungen,
  Konzentrationsschwierigkeiten
- Gefühllosigkeit
- Halluzinationen
- Kopfschmerzen

- Kribbeln
- Mangel an Magensäure
- Muskelsteifheit, Muskelschwäche
- Fehlende, verminderte oder
  unregelmäßige Periode
- Schilddrüsenentzündungen
- Schwäche, Schwindel, Verwirrung
- Sprachprobleme
- Unfruchtbarkeit
- Verdauungsprobleme
- Verstopfung
- Wasserretention

VITAMIN C

Vitamin C ist unheimlich wichtig für den Körper. Es ist beispielsweise als wichtiger Mitspieler an der Synthese von Hormonen sowie der Neurotransmitter Serotonin und Noradrenalin beteiligt. Zudem ist dieses Vitamin wichtig für die Eisenaufnahme im Dünndarm, bindet Schwermetalle (z.B. Nickel, Blei etc.) und wirkt als Antioxidans. Antioxidantien sind enorm wichtig, da sie unsere Zellen schützen. Auch die Bildung von Kollagen funktioniert ohne Vitamin C nicht.

Wozu Kollagen? Es sorgt für die Elastizität unserer Haut, Sehnen, Blutgefäße, Bänder und außerdem für die Festigkeit unserer Zähne und Knochen. Da sogar Narbengewebe aus Kollagen besteht, hat Vitamin C somit auch eine wichtige Rolle bei der Wundheilung.

Ein Mangel an Vitamin C kann sich auf den gesamten Körper negativ auswirken. Nachdem wir uns gerade die Aufgaben dieses wichtigen Vitamins angesehen haben, sollte klar sein, was bei einem Mangel alles schiefgehen kann.

Es kann mit unscheinbaren Symptomen anfangen, die man niemals mit einem Vitaminmangel in Verbindung bringen würde, wie beispielsweise Zahnfleischbluten oder kleine rötliche Flecken unter der Haut. Diese können erste Anzeichen dafür sein, dass der Körper nicht genügend Kollagen herstellen kann. Bleibt ein Vitamin-C-Mangel lange unerkannt, kann das die gesamte Körperfunktion beeinträchtigen und sogar neurologische Probleme hervorrufen.

Mögliche Symptome eines Vitamin-C-Mangels:[5]

- Blutergüsse
- Depressionen, Stimmungs-schwankungen
- Gelenk- und Gliederschmerzen
- Hautschäden
- erhöhte Infektanfälligkeit
- Reizbarkeit
- Schleimhautblutungen
- Schwäche und Müdigkeit
- schlechte Wundheilung
- lockere Zähne, Zahnfleischbluten

VITAMIN D3

Vitamin D3 hat eine Schlüsselfunktion für unsere Gesundheit. Es ist an Unmengen von Regulierungsvorgängen in den menschlichen Körperzellen beteiligt, reguliert den Kalziumhaushalt und ist wichtig für die Knochengesundheit.

Sogar eine krankheits- bzw. krebsvorbeugende Wirkung wird diesem Vitamin nachgesagt. Dabei ist es gar kein Vitamin, sondern eigentlich ein Hormon.

Ein Mangel an Vitamin D3 macht nicht nur müde und schlapp, sondern sorgt beispielsweise auch für folgende Symptome:[6]

- Depressionen
- Gelenkschmerzen
- erhöhte Infektanfälligkeit
- Konzentrationsschwierigkeiten
- Kopfschmerzen
- Kreislaufprobleme
- Müdigkeit
- Muskelschwäche
- Muskelzittern
- Schwindel

VITAMIN E

Berühmt wurde Vitamin E vor vielen Jahren als Fruchtbarkeitsvitamin, da es die Hypophyse (Hirnanhangsdrüse) dazu anregt, mehr Botenstoffe an die Keimdrüsen zu schicken, was zu einer vermehrten Bildung von Sexualhormonen führt. Außerdem ist Vitamin E nicht nur das wichtigste Antioxidans im Körper und schützt so die Zellen vor oxidativem Stress, sondern verhindert auch Entzündungsprozesse.

Gespeichert wird es insbesondere im Fettgewebe, in den Nebennieren, in der Hypophyse, der Milz, den Hoden, der Bauchspeicheldrüse und in den Blutblättchen. Gemeinsam mit Selen, Vitamin A und C wirkt es besonders gut. Verbrauchtes Vitamin E kann durch Vitamin C recycelt werden.

Folgende Symptome deuten auf einen Vitamin-E-Mangel hin:[7]

- Augendegeneration
- Augenmuskellähmung
- abnorme oder unwillkürliche Bewegungen
- Bewegungseinschränkungen
- Durchblutungsstörungen
- Dysmenorrhoe
- verminderte Eisenaufnahme
- Endometriose
- Entzündungen
- Faltenbildung der Haut
- Fehlgeburten
- Verlust der Fortpflanzungsfähigkeit
- Gangstörungen
- geschrumpfte oder geschwächte Geschlechtsorgane
- Gleichgewichtsstörungen
- Haarausfall
- schwaches Immunsystem
- Krämpfe
- Mastopathie
- schmerzhafte Periode
- starke Periodenblutungen
- Unfruchtbarkeit
- Unterleibsbeschwerden

EISEN

Eisen spielt in unserem Stoffwechsel eine wichtige Rolle, denn es ist der zentrale Baustein des roten Blutfarbstoffes Hämoglobin, dem Sauerstofftransporter. Das Hämoglobin nimmt den Sauerstoff in der Lunge auf und befördert ihn durch die Blutgefäße zu den verschiedenen Geweben und Organen. Dort wird er abgegeben, um alle Zellen mit neuer Brennenergie zu versorgen.

Jede Körperzelle verfügt über eigene Minikraftwerke, den sogenannten Mitochondrien. Diese benötigen Sauerstoff, um Kohlenhydrate und Fettsäuren verbrennen zu können. Frauen sind stärker von diesem Mangelzustand betroffen als Männer.

Diese Symptome können sich bei einem Eisenmangel zeigen:[8]

- Appetitlosigkeit
- Benommenheit
- Depressionen
- Gedächtnisschwäche
- starker Haarausfall, brüchiges Haar
- blasse Haut und Schleimhaut
- raue, spröde Haut
- erhöhte Infektanfälligkeit
- Kälteempfindlichkeit
- Kopfschmerzen
- Kurzatmigkeit
- Leistungsabfall
- Müdigkeit

- Mundwinkeleinrisse
- Nervosität
- Restless-Legs-Syndrom (unruhige Beine)
- Schilddrüsenentzündungen
- Schluckbeschwerden
- Schwäche
- Schwindel
- Speiseröhrenentzündungen
- Übelkeit
- Verstopfung
- brennende Zunge

MAGNESIUM

Magnesium ist ein Mineralstoff, der für mehr als 300 Stoffwechselprozesse im Körper benötigt wird. Im Grunde geschieht in unserem Körper also so gut wie nichts ohne Magnesium, weshalb ein Mangel viele verschiedene Gesichter zeigen kann. Je nachdem, wo es in unserem Körper an diesem Mineralstoff fehlt, treten eventuell Symptome auf, die wir auf den ersten Blick nicht als solche erkennen.

Muskeln, Gefäße, Herz, Nerven, Knochen, Nieren, die Verdauung, der weibliche Zyklus, die Psyche, der Schlaf und das Immunsystem: All diese Körperregionen können auf einen niedrigen Magnesiumspiegel reagieren. Ein Magnesiummangel lässt also eigentlich kaum ein medizinisches Fachgebiet aus.

Hier das breit gefächerte Beschwerdebild bei einem Magnesiummangel:[9] [10]

- Angstgefühle
- Benommenheit
- kalte Füße und Hände (allgem. Durchblutungsstörungen)
- Geräuschempfindlichkeit, Ohrensausen (Tinnitus)
- Herzklopfen, Herzrasen, Herzstolpern (Herzrhythmusstörungen)
- Konzentrationsschwäche
- Kopfschmerzen, Migräne
- Kreuz- und Rückenschmerzen
- Magenbeschwerden, Übelkeit, Appetitlosigkeit
- verstärkte Menstruationsblutung
- Müdigkeit, Leistungsabfall, Energielosigkeit
- Muskelkrämpfe, Muskelzucken

- Periodenkrämpfe
- PMS (Prämenstruelles Syndrom)
- Reizbarkeit, innere Unruhe
- erhöhtes Schlafbedürfnis oder Schlaflosigkeit
- schmerzhafte Menstruation
- Schwäche, Erschöpfung
- Schwindel
- Taubheitsgefühl in Beinen und Armen, Empfindungsstörungen wie Kribbeln
- Verstärkung allergischer Symptome (Allergien)
- Verwirrtheitszustände
- Verspannungen der Nacken- und Schultermuskulatur
- Verstopfung, auch im Wechsel mit Durchfall

MANGAN

Mangan ist wichtig für die Funktion verschiedener Eiweiße und somit beteiligt am Kohlenhydrat- und Fettstoffwechsel, an der Herstellung von Insulin in der Bauchspeicheldrüse, am Aufbau von Knochen- und Knorpelgewebe sowie an der Herstellung von Schilddrüsen- und Sexualhormonen. Aber auch an der Fruchtbarkeit, am Abbau von verschiedenen Eiweißbausteinen und an der Blutgerinnung. Es schützt die Zellen vor einer Schädigung. Mangan hat also viel Einfluss auf unsere Gesundheit und viele Körperfunktionen. Ein Mangel kommt bei Menschen allerdings sehr selten in dem Ausmaß vor, dass es zu auffälligen Beschwerden kommt.

Nachfolgende Symptome können bei einem Mangan-Mangel entstehen:[11]

- Abortneigung, Fehlgeburten
- Appetitlosigkeit
- Blutgerinnungsstörungen
- Depressionen
- Ergrauen der Haare
- Hautentzündungen
- Heißhungerattacken
- Hypercholesterinämie
- erhöhte Infektanfälligkeit
- Insulinresistenz
- Neigung zu Knochenbrüchen
- mangelnde Libido
- Müdigkeit
- Muskelschmerzen
- Muskelschwäche
- Muskelschwund
- Ohrgeräusche, Tinnitus
- Stimmungsschwankungen
- Unfruchtbarkeit
- Wachstumsstörungen
- Störungen des zentralen Nervensystems

JOD

Jod ist ein schwer diskutiertes Thema und spaltet die gesamte Medizinwelt in zwei Lager. Die eine Seite behauptet, Jod sei schädlich, und man sollte darauf achten, bloß nicht zu viel davon mit der Nahrung aufzunehmen. Die andere Seite ist der Meinung, dass Jod eine essenzielle Rolle für unsere Gesundheit spielt und wir sicherstellen sollten, genug Jod zu uns zu nehmen. Die Pro-Jod-Bewegung geht sogar noch einen Schritt weiter:

Laut ihnen ist Jod nicht nur wichtig für alle Körperzellen, sondern besonders für Gehirn, Schilddrüse, Brust und Eierstöcke. Welche Seite hat nun recht? Ich persönlich habe mich auf die Pro-Seite geschlagen, finde aber, dass sich jeder selbst eine Meinung bilden sollte. Es ist ein wirklich komplexes Thema, und um sich eine eigene Meinung bilden zu können, sollte man sich ein bisschen Zeit nehmen und in die Thematik einlesen.

Ein Jodmangel kann sich mit den typischen Symptomen einer Schilddrüsenunterfunktion zeigen, also:[12]

- erhöhte Abortneigung
- Ängste, Depressionen
- Antriebslosigkeit, Schwäche
- starke Blutungen
- Brustentzündungen
- Brustschmerzen
- hohe Cholesterinwerte
- Eierstockzysten
- Gewichtszunahme
- brüchige und glanzlose Haare
- Haarausfall
- trockene Haut
- erhöhte Infektanfälligkeit

- Kälteempfindlichkeit
- Konzentrationsstörungen
- fehlende Libido
- Leistungsschwäche
- Menstruationsbeschwerden
- Menstruationskrämpfe
- Müdigkeit, Lustlosigkeit, Erschöpfung
- ausbleibende Periode
- stärkeres Schlafbedürfnis
- Schilddrüsenfunktionsstörungen
- Schluckbeschwerden, Kloß im Hals
- Verdauungsstörungen

SELEN

Der Körper braucht Selen, um die Zellen vor freien Radikalen (schädliche Sauerstoffverbindungen, die Zellen angreifen) zu schützen. Selen wirkt antioxidativ und entzündungshemmend. Zudem ist Selen enorm wichtig für eine gesunde Schilddrüsenfunktion, da es für die Umwandlung des Schilddrüsenhormons T4 (Speicherform) in T3 (aktive Form) notwendig ist.

Und wie bedeutsam eine gesunde Funktion der Schilddrüse gerade im endokrinen System bei uns Frauen ist und welchen Einfluss das auf unsere restlichen Hormone hat, wissen wir ja bereits.

Typische Symptome eines Selenmangels:[13]

- Abortneigung
- Allergien
- Angst
- Atemnot
- Brustschmerzen
- Depressionen
- Haarausfall
- Herzrhythmusstörungen
- erhöhte Infektanfälligkeit

- Konzentrationsschwäche
- Müdigkeit
- Pilzinfektionen
- Reizdarm
- Schilddrüsenüber- oder -unterfunktion
- Schwäche
- Schwindel

ZINK

Auch wenn wir Zink immer nur mit schönen Nägeln und Haaren in Verbindung bringen, hat es eigentlich viel mehr zu bieten. Da Zink für die Zellteilung benötigt wird, ist es unheimlich wichtig für die Haut, das Bindegewebe und ganz besonders für die Wundheilung. Auch die Abwehrzellen des Körpers benötigen Zink, um unser Immunsystem aufrecht zu halten.

Es hat eine antivirale Wirkung und ist imstande, die Schleimhautstruktur so zu stärken, dass das Anheften und Eindringen von Viren verhindert wird. Die entzündungshemmende Eigenschaft von Zink hilft nicht nur bei zahlreichen Hauterkrankungen wie Akne, Schuppenflechte und Neurodermitis, sondern auch bei Entzündungen der Magen- und Darmschleimhaut.

Typische Beschwerden bei einer Unterversorgung können folgende sein:[14]

- Akne
- Appetitlosigkeit
- Durchfall
- Eierstockentzündungen
- Unterfunktion der Eierstöcke
- Störungen des Eisprungs
- Haarausfall, spröde Haare und Nägel
- Harnwegsinfektion
- Hautentzündungen
- Schwächung des Immunsystems

- eingeschränkte Leistungsfähigkeit
- mangelnde Libido
- Nachtblindheit
- Prämenstruelles Syndrom (PMS)
- unregelmäßige Periode
- Stimmungsschwankungen
- verminderter Testosteronspiegel
- Unfruchtbarkeit
- Vaginalinfektionen
- verminderte Wundheilung

Typische Symptome nach

Symptome	Darm-flora	Leber	Hor-mone	Vit. B6	Fol-säure
Akne, Pickel, unreine Haut	x	x	x	x	
Angstgefühle/Panik	x		x		x
Antriebslosigkeit	x	x	x		
Appetitlosigkeit	x	x	x		x
Benommenheit	x	x	x		
Gangunsicherheit				x	
Depressionen	x		x	x	x
Erschöpfung	x	x	x		
Gewichtszu- und -abnahme	x	x	x		
Haarausfall	x	x	x	x	x
Immunsystem, schwaches/Infektanfälligkeit	x	x	x	x	
Konzentrations- und Gedächtnisschwäche	x		x	x	x
Kopfschmerzen	x	x	x		x
Kreislaufprobleme	x		x		
Leistungsabfall, Leistungsschwäche	x	x	x		
Libido, mangelnde			x		
Menstruationsbeschwerden, verstärkte	x		x	x	
Migräne	x	x	x	x	
Müdigkeit	x	x	x	x	
Muskelschwäche	x		x		x
PMS (Prämenstruelles Syndrom)	x	x	x	x	x
Reizbarkeit, Aggressivität	x	x	x	x	x
Schlafstörungen	x	x	x		x
Schwäche	x	x	x	x	x
Schwindel	x	x	x		x
Stimmungsschwankungen	x		x		
Übelkeit	x	x	x	x	
Unruhe, innere	x		x	x	
Verdauungsprobleme (Blähungen, Durchfall, Verstopfung)	x	x	x		x

dem Absetzen und mögliche Ursachen

Vit. B12	Vit. C	Vit. D3	Vit. E	Eisen	Magnesium	Selen	Mangan	Jod	Zink
									x
					x	x		x	
x								x	
				x	x		x		x
				x	x				
			x						
x	x	x		x		x	x		
					x			x	
								x	
		x		x		x		x	x
	x	x	x	x		x	x	x	x
x		x		x	x	x		x	
x		x		x	x				
	x								
				x	x			x	x
							x	x	x
			x		x			x	
					x				
	x	x		x	x	x	x	x	
x		x					x		
					x				x
x	x				x				
					x			x	
x	x			x	x	x		x	
x		x		x	x	x			
x	x						x		x
				x	x				
					x				
x				x	x	x		x	x

Hauptsache Hormone?!

VOM ZWANG, EINEN REGELMÄSSIGEN ZYKLUS HABEN ZU WOLLEN

Es ist ein absolutes Phänomen, das Frauen, die die Pille absetzen, fast alle eines gemeinsam haben: Sie warten ganz gespannt auf ihre erste Post-Pill-Periode und werten diese als Indikator dafür, dass ihre Hormone wieder im Einklang sind.
Kommt die Periode nicht nach den gewohnten 28 Tagen, fangen sie an, sich Sorgen zu machen. Lässt sie sogar mehrere Monate auf sich warten, folgt meist ein Besuch beim Arzt. PANIK!

Das ist der Zeitpunkt, an dem die meisten Frauen beginnen, Medikamente zu schlucken. Schilddrüsentabletten, die vielleicht nicht sein müssten, Dragees zum Auslösen der Blutung oder sogar erneut synthetische Hormone, um den Zyklus »wiederherzustellen«. Einige versuchen es auch sanfter und beschränken sich auf Pflanzliches wie z.B. Mönchspfeffer, Yamswurzel oder auch bioidentische Hormoncremes. Es ist ein verzweifelter Versuch, den Körper mit aller Gewalt dazu zu bringen, wieder einen regelmäßigen Zyklus zu bekommen.

Bei diesem Vorgehen werden einfach alle anderen Organe und Regelkreise des Körpers außer Acht gelassen. Außerdem muss ein regelmäßiger Zyklus nicht automatisch auch ein guter sein, denn die Regelmäßigkeit sagt noch nichts über die Qualität des Zyklus oder die Konzentration der Hormone aus und noch viel weniger über den Zustand des restlichen Körpers. Der Versuch, mit Medikamenten einen Zyklus zu erzwingen, schafft häufig eher neue Probleme.

Es ist wichtig zu verstehen, dass Hormone »nur« Botenstoffe sind. Damit der Körper Hormone bilden und sie dann mit ihren Botschaften von A nach B schicken kann, benötigt er Energie. Diese Energie kommt aus den kleinen Kraftwerken unserer Zellen, den Mitochondrien, und um dort genug Energie zu generieren, braucht es Vitamine und Mineralstoffe. Damit diese wichtigen Vitalstoffe auch in unseren Zellen ankommen, müssen wiederum Organe wie Leber und Darm bei bester Gesundheit sein.

Lange Rede, kurzer Sinn: Sind unsere Hormone durcheinander, liegt die eigentliche Ursache meist viel tiefer, als wir auf den ersten Blick vermuten. Genau deshalb ist der ganzheitliche Blick auf den weiblichen Körper so unglaublich wichtig!

Packen

wir

die

Sache

also

lieber

richtig

an!

Beim Absetzen der Pille ist der gesamte Organismus gefordert

Die ganzheitliche Sicht auf die Dinge bedeutet, dass nicht jede auftretende Beschwerde auch automatisch etwas mit deinen Hormonen zu tun haben muss. Natürlich ist es einfach, alles auf den »Entzug« der Pille zu schieben, wenn die ersten ungeliebten Symptome auftreten. Leider sind diese Symptome für viele Frauen der Grund, nach einigen Monaten Abstinenz wieder zur Pille zu greifen.

Meistens jedoch liegt die Ursache für Pickel, Akne, PMS, ausbleibende Regelblutungen, Haarausfall, Stimmungsschwankungen, fettige Haut, Verdauungsbeschwerden, in manchen Fällen auch Kopfschmerzen und Schwindel, gar nicht an einer Art Entzug. Es liegt daran, dass sich der gesamte Körper inklusive aller betroffenen Organe umstellt, versucht, sich zu reinigen und zu regenerieren, um alle Funktionen wiederherzustellen.

So kommt die Übelkeit beispielsweise vielleicht gar nicht von den Hormonen, sondern eher von einer überlasteten Leber, und die Kopfschmerzen sind keine Entzugserscheinung, sondern eine unausgewogene Darmflora.

Dein Körper versucht, dir damit etwas zu sagen!

Der menschliche Körper ist ein unglaubliches Wunder – sei gut zu ihm!

Unser Körper ist ein wunderbares, intelligentes und einzigartiges System! Lernt man ihn zu verstehen, seine Signale zu deuten und behandelt man ihn gut, ist er in der Lage, sich weitestgehend selbst zu heilen.

Es besteht also auch nach dem Absetzen der Pille absolut kein Grund zur Panik! Es gibt für jedes Symptom eine Ursache und Tipps und Tricks, um natürlich entgegenzuwirken und den Körper bei seinem Heilungs- und Entgiftungsprozess bestmöglich zu unterstützen.
Alles, was man dafür benötigt, ist ein gewisses Bewusstsein für den eigenen Körper, Geduld und Verständnis dafür, dass er nicht innerhalb von ein paar Tagen funktioniert, wie wir es gern hätten. Es sind viele Prozesse, die in ihm vorgehen, und diese brauchen eben auch ihre Zeit. Wichtig ist, dass du Vertrauen in deinen Körper hast.

> Dein Körper ist keine Maschine! Er ist ein einzigartiger Organismus. Liebe ihn, vertraue ihm, und behandle ihn gut. Du hast nur diesen einen!

In den nächsten Kapiteln erkläre ich dir step by step, wie du deinem Körper auf einfache und natürliche Weise die bestmögliche Unterstützung zukommen lassen kannst, um ihn nach dem Absetzen der Pille wieder auf Vordermann zu bringen!

Ich wünsche dir auf deinem Weg in ein Leben ohne synthetische Hormone viel Erfolg und alles Gute!

Ein Plan ohne ist ein

Programm Traum.

Kauf dir ein Basalthermometer!

Die Beobachtung deines Zyklus nach dem Absetzen ist sehr wichtig. Dazu brauchst du ein passendes Thermometer. Während ein normales nur eine Stelle nach dem Komma hat, verfügt ein Basalthermometer über zwei. Um deinen Zyklus richtig auszuwerten, brauchst du eines mit zwei Stellen, es ist einfach genauer!

DOMOTHERM RAPID

Das Domotherm Rapid ist das einzige Thermometer dieser Auswahl, das nicht explizit für die Zykluskontrolle entwickelt wurde. Trotzdem hat es zwei Stellen nach dem Komma und speichert den letzten Messwert. Deshalb ist es wichtig, den Wert nach dem Messen sofort zu notieren.
Kosten: ca. 7,- €

GERATHERM BASAL DIGITAL

Das Geratherm Basal Digital ist ein gutes Thermometer. Es hat ebenfalls zwei Stellen nach dem Komma und speichert bis zu zehn Messwerte. Allerdings piepst es sehr schnell, manchmal schon nach wenigen Sekunden, was mir persönlich absolut nicht gefällt.
Kosten: ca. 12,- €

BABY MAD

Auch das Baby Mad zeigt die Temperatur mit zwei Stellen nach dem Komma an. Hier wird ebenfalls nur die zuletzt gemessene Temperatur gespeichert. Deshalb auch hier: Wert gleich notieren.
Kosten: ca. 10,- €

L-CARE

Das digitale Basalthermometer von L-Care ist ebenso ein empfehlenswertes Gerät. Es hat ebenfalls zwei Stellen nach dem Komma, speichert aber auch nur die letzte Messung. Durch seine flexible Spitze ist das Messen recht angenehm. Die Messzeit beträgt 60 Sekunden.
Kosten: ca. 17,- €

So viele Funktionen und Highlights so manche Thermometer auch haben, wirklich notwendig sind diese nicht. Ein günstiges Thermometer mit zwei Stellen nach dem Komma ist also völlig ausreichend.

Tracke deinen Zyklus, und lerne, ihn zu verstehen ...

Grundsätzlich ist es wichtig, seinen Körper gut zu kennen und zu wissen, was wann in ihm vorgeht. Speziell nach dem Absetzen der Pille ist es umso wichtiger, auf Zeichen und Symptome zu achten. Durch die Beobachtung deines Zyklus, wirst du sehen können, wann sich dein Körper wieder regeneriert hat und ob Symptome oder Nebenwirkungen, die du vielleicht von der Pille hattest, verschwunden sind. Falls sich nach dem Absetzen kurzfristig neue Probleme entwickeln, lässt sich mittels der Beobachtung meist schnell herausfinden, woran es liegen könnte. Wenn du deine auftretenden Symptome zum jeweiligen Zyklustag einträgst, ist dies sowohl für dich als auch für deinen Gynäkologen sehr hilfreich.

WAS BENÖTIGST DU DAFÜR?
· ein Thermometer mit zwei Stellen nach dem Komma
· ein Zyklusblatt oder eine App
· ungefähr drei Minuten Zeit direkt nach dem Aufstehen

WARUM ZWEI STELLEN NACH DEM KOMMA?
Findet ein Eisprung statt, steigt die Temperatur um mindestens 0,2 °C. Hast du nun ein Thermometer mit nur einer Stelle nach dem Komma, kann es hier zu Ungenauigkeiten kommen. Stell dir z. B. vor, deine Temperatur steigt von 37,1 auf 37,3 °C. Das sind auf den ersten Blick die besagten 0,2 °C Temperaturanstieg, die deinen Eisprung vermuten lassen. ABER: Ein Thermometer mit zwei Stellen nach dem Komma würde den Temperaturanstieg genauer anzeigen – nämlich von 37,17 auf 37,30 °C –, somit hättest du lediglich einen Anstieg von 0,13 °C, also noch zu niedrig, um den Eisprung nachzuweisen.

WIE FUNKTIONIERT ZYKLUSTRACKING?
Direkt nach dem Absetzen der Pille solltest du anfangen, deinen Zyklus und deine Symptome zu beobachten. Der erste Tag nach deiner Abbruchblutung ist somit dein erster Zyklustag. Jeden Morgen, noch im Liegen, misst du deine Temperatur und trägst sie in ein Zyklusblatt ein. Auftretende Symptome trägst du auch am jeweiligen Tag ein.

Ein ausgeglichener Zyklus ist sehr wichtig für unser Wohlbefinden. Er kann nur entstehen, wenn unsere Hormone im Einklang sind. Bei einem Ungleichgewicht können Hormone durchaus das ein oder andere Symptom hervorrufen.

DAS MUSST DU DAZU WISSEN
Dein Körper produziert nicht automatisch immer die gleichen Hormone, sondern verschiedene Hormone in den beiden Zyklushälften. Diese sollten immer im richtigen Verhältnis zueinander stehen, damit es dir gut geht. Probleme wie PMS, sehr starke Regelschmerzen oder sogar PCOS sprechen immer für ein hormonelles Ungleichgewicht, und das würdest du anhand dieser Zyklusauswertungen sehen.

In der ersten Zyklushälfte produziert der Körper hauptsächlich Östrogen, welches kurz vor dem Eisprung seinen Höhepunkt erreicht. Mit dem Eisprung startet dann die Progesteronbildung, denn aus dem Follikel, der nach dem Eisprung zurückbleibt, entwickelt sich der sogenannte Gelbkörper. Er bildet das Hormon Progesteron.

WIE SOLLTE EIN ZYKLUS AUSSEHEN?

Ein normaler, gut funktionierender Zyklus beträgt zwischen 21 und 35 Tagen. Er beginnt mit dem ersten Tag der Periode und endet mit dem letzten Tag vor der nächsten Periode. Die Temperatur ist in der ersten Zyklushälfte niedriger als in der zweiten Hälfte (Tieflage und Hochlage). Im Idealfall haben beide Zyklushälften eine ähnliche Länge. Eine Hochlage sollte zwischen zehn und 16 Tage andauern. Ist also deine Tieflage z.B. 19 Tage lang und die Hochlage 14, dann ist das vollkommen in Ordnung. Hast du allerdings eine 25-tägige Tieflage und eine Hochlage von nur neun Tagen, spricht das für ein Ungleichgewicht.

Du wirst die spannenden Veränderungen deines Zyklus aber mit dem Zyklustracking sehr schnell miterleben können und sehen, wie er sich nach und nach normalisiert.

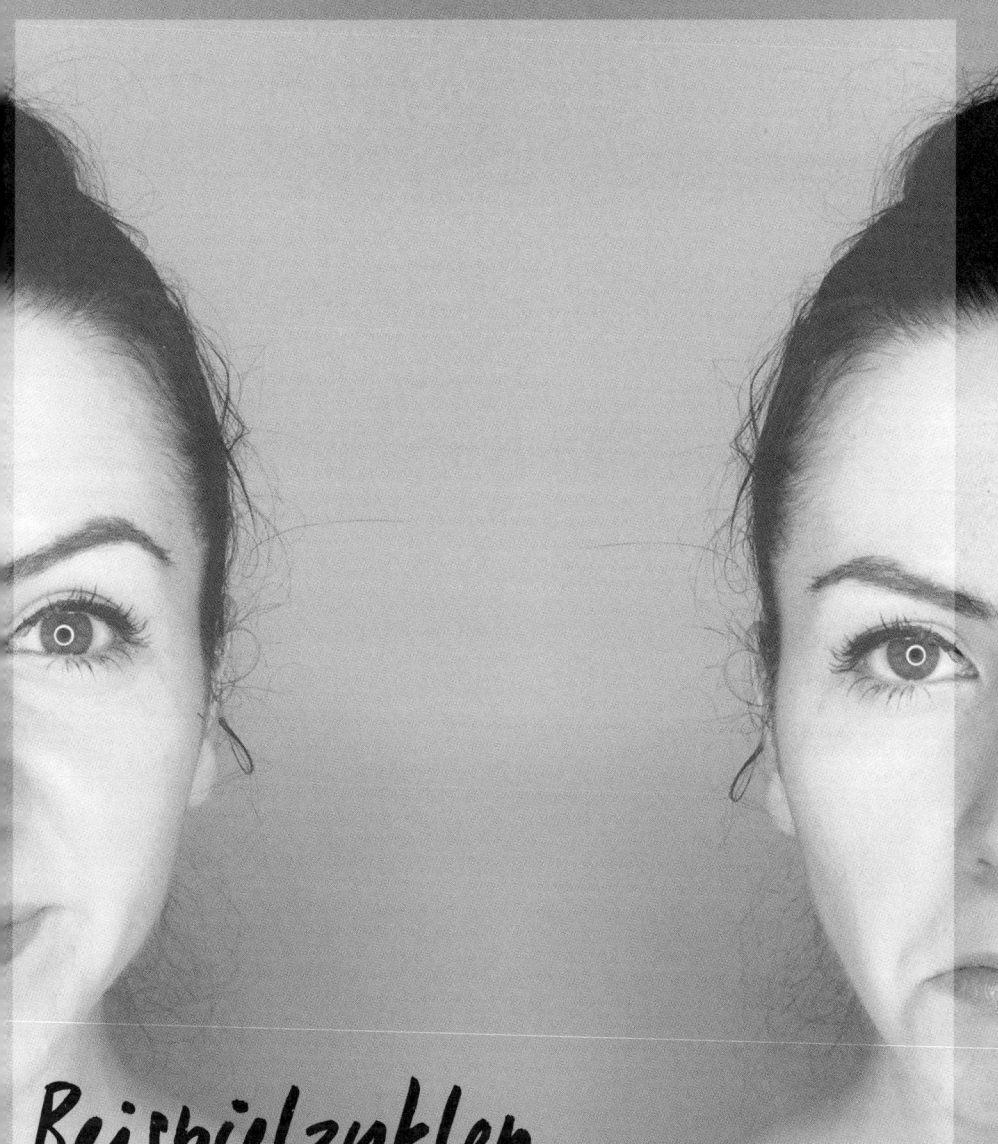

Beispielzyklen

Auf den folgenden Seiten siehst du zwei Zyklen von mir. Auf dem ersten Zyklusblatt siehst du, wie es nach dem Absetzen der Pille oder mit hormonellen Schwankungen aussehen kann. Das zweite Zyklusblatt ist ein Beispiel dafür, wie ein Zyklus normalerweise aussehen sollte.

Beispiel 1: Chaos!

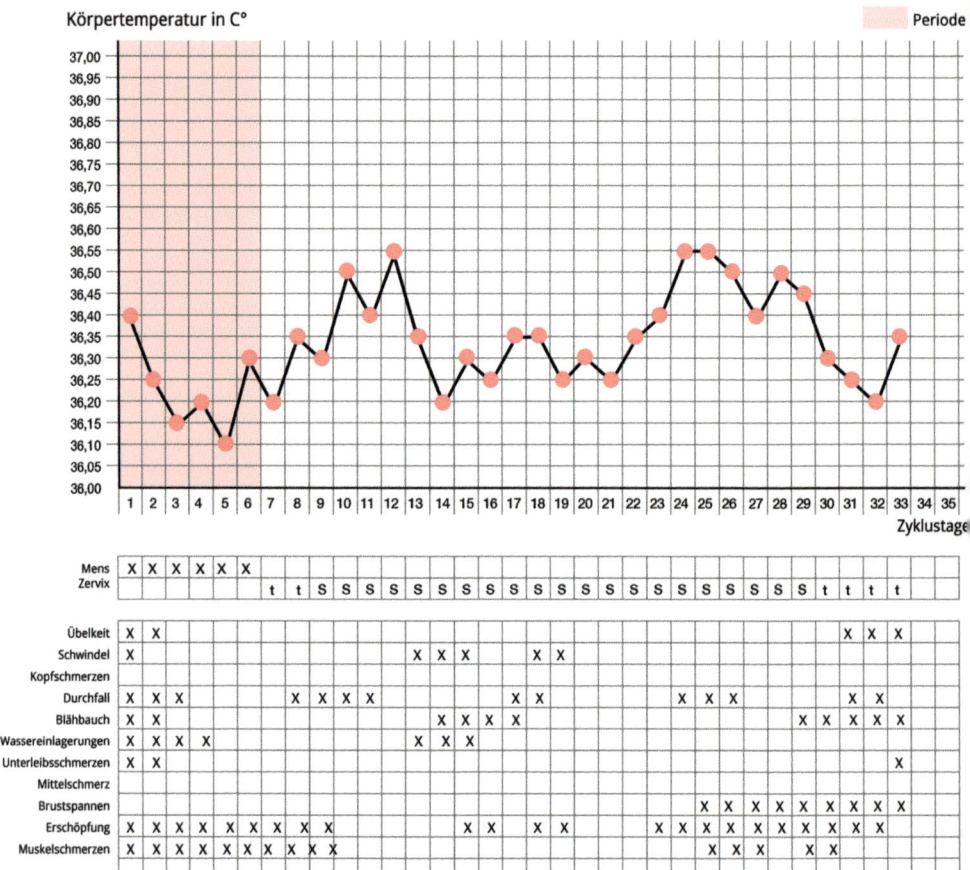

Körpertemperatur in C°   Periode

	1	2	3	4	5	6	7	8	9	10	11	12	13	14	15	16	17	18	19	20	21	22	23	24	25	26	27	28	29	30	31	32	33	34	35
Mens	X	X	X	X	X	X																													
Zervix							t	t	S	S	S	S	S	S	S	S	S	S	S	S	S	S	S	S	S	S	S	S	S	S	t	t	t	t	

Zyklustage

	1	2	3	4	5	6	7	8	9	10	11	12	13	14	15	16	17	18	19	20	21	22	23	24	25	26	27	28	29	30	31	32	33	34	35
Übelkeit	X	X																														X	X	X	
Schwindel	X									X	X	X			X	X																			
Kopfschmerzen																																			
Durchfall	X	X	X				X	X	X	X						X	X					X	X	X					X	X					
Blähbauch	X	X									X	X	X	X														X	X	X	X	X			
Wassereinlagerungen	X	X	X	X							X	X	X																						
Unterleibsschmerzen	X	X																															X		
Mittelschmerz																																			
Brustspannen																								X	X	X	X	X	X	X	X	X	X		
Erschöpfung	X	X	X	X	X	X	X	X	X						X	X		X	X			X	X	X	X	X	X	X	X	X	X	X			
Muskelschmerzen	X	X	X	X	X	X	X	X	X	X												X	X	X			X	X							

Wie man nur unschwer erkennen kann, sieht dieser Zyklus nicht gerade vorbildlich aus. Man kann zwischen der ersten und zweiten Zyklushälfte keinen großen Unterschied erkennen: keine Tief- oder Hochphase, kein Eisprung. Dafür aber jede Menge ungeliebter Symptome und Beschwerden. Nach dem Absetzen der Pille blieb meine Periode erst knapp ein Jahr komplett aus und kam dann sehr unre-

gelmäßig alle paar Monate. Als ich endlich nur noch Zyklen von 30 bis 35 Tagen hatte, sahen diese so chaotisch aus. Das blieb auch eine lange Zeit so – trotz einiger »Behandlungen« bei diversen Ärzten – oder wurde sogar noch schlimmer. Erst als ich begonnen habe, meinen Körper zu entlasten und zu unterstützen, sah man das auch auf meinem Zyklusblatt.

Beispiel 2: YAY!

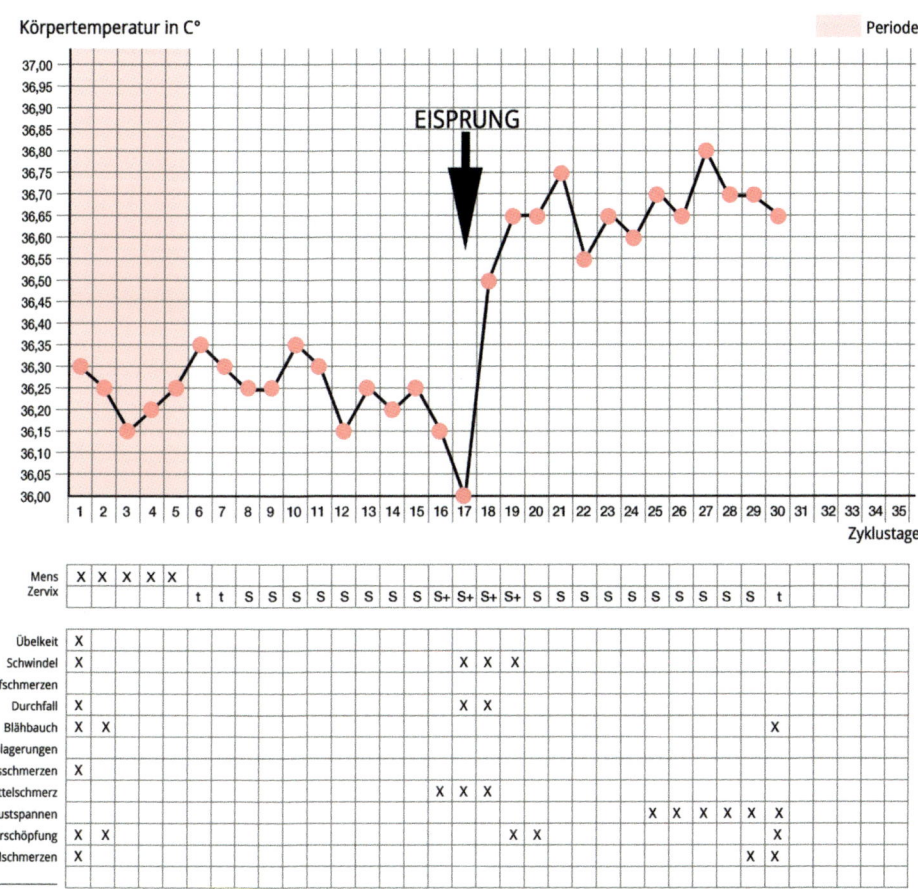

Siehst du den Unterschied? Nach knapp vier Monaten der Entlastung und Unterstützung meiner Organe ging es mir nicht nur um einiges besser, sondern man konnte die unglaubliche Veränderung auch auf dem Zyklusblatt sofort erkennen. Die Symptome haben sich mehr als halbiert. Man sieht sowohl eine Tief- als auch eine Hochphase sowie den unübersehbaren Eisprung in der Zyklusmitte! Von Zyklus zu Zyklus wurden die Symptome immer weniger. Heute habe ich nur noch selten Beschwerden, die auf meine Hormone bezogen werden können. Diesen Wandel hat mein Zyklus durchlebt, ohne dass ich auf hormonregulierende Mittel oder bioidentische Hormone zurückgegriffen habe, und das sogar mehrere Jahre nach dem eigentlichen Absetzen.

Checke all deine Kosmetikprodukte ...

Wirf einen kritischen Blick auf deine Kosmetikprodukte! Leider ist es den meisten Frauen gar nicht bewusst: In vielen Kosmetikprodukten wimmelt es nur so von hormonwirksamen Inhaltsstoffen. Natürlich ist es grundsätzlich nicht ratsam, diese Produkte zu verwenden, aber gerade nach dem Absetzen hormoneller Verhütungsmittel ist es besonders kritisch. Immerhin versuchst du, deinen Körper von synthetischen Hormonen zu befreien und willst ihm gerade in dieser Zeit nicht noch welche zuführen.

Die Haut ist das größte Organ des Körpers und saugt alles auf, was du benutzt.

Gerade Hormone oder hormonähnliche Substanzen werden über die Haut am besten aufgenommen. Genau aus dem Grund wird in vielen Hormonersatztherapien mit hormonhaltigen Cremes behandelt. Transdermal – also über die Haut – werden die Hormone schneller im Körper aufgenommen. Das mag bei einer gezielten Therapie ganz fantastisch sein, heißt aber im Umkehrschluss auch, dass alles, was du dir täglich auf die Haut schmierst, direkt in deinen Organismus gelangt.

Hormonell wirksame Chemikalien sind synthetische Stoffe, die ähnlich wirken können wie körpereigene Hormone. Viele Substanzen wirken auf die gleichen Hormonrezeptoren wie natürliche Geschlechtshormone – z. B. die weiblichen Sexualhormone, die Östrogene, oder deren männliches Pendant, die Androgene. Auch ihre Effekte auf das Schilddrüsenhormonsystem sind bekannt. Manche hormonell wirksamen Chemikalien interagieren sogar mit mehreren Hormonrezeptoren gleichzeitig.

In einer Studie[15] hat der BUND (Bund für Umwelt und Naturschutz Deutschland e.V.) herausgefunden, dass jedes dritte Kosmetik- bzw. Körperpflegeprodukt hormonell wirksame Chemikalien enthält. Von den 62.559 überprüften Produkten enthielten 30 Prozent mindestens einen, 20 Prozent sogar mehrere hormonell wirksame Stoffe.

Genau deshalb ist es so wichtig, dass du dir genau anschaust, welche Produkte du verwendest. Gesichtscreme, Bodylotion, Make-up, Puder, Rouge, Lippenstifte, Shampoo, Spülung, Sonnencreme, um nur einige zu nennen. Du solltest dir genau überlegen, was täglich mit deiner Haut in Berührung kommt, und alles auf die Inhaltsstoffe untersuchen.

FINDE DIE VERSTECKTEN HORMONE, SHERLOCK!

Selbstverständlich gibt es dafür auch Hilfen. Du musst also nicht alle Inhaltsstoffe googlen. Das übernehmen ganz tolle Apps für dich, beispielsweise TOXFOX oder auch CODECHECK! Einfach eine der Apps runterladen, installieren, und dann kannst du ganz einfach deine Produkte mittels Strichcode einscannen. Sollten hormonell wirksame Stoffe enthalten sein, sagt dir die App das sofort, und du kannst sie entsorgen.

EIN LETZTER HINWEIS ZUM THEMA UNGEWOLLTE HORMONE

Sie verstecken sich leider in vielen Produkten, in denen man sie absolut nicht vermuten würde. So beispielsweise auch in Weichmachern. Weichmacher sind in Plastikflaschen, Tupperdosen und eben in allem enthalten, was in irgendeiner Form weich gemachtes Plastik enthält.

Natürlich musst du nicht deinen gesamten Haushalt auf den Kopf stellen. Nur eine Hormonquelle wird dich auch nicht gleich zum Zombie machen. Sieht man allerdings das Gesamtbild, kann es schon kritisch werden. Sollte also dein Shampoo, deine Duschlotion, deine Gesichtscreme, dein Weichspüler und dein Conditioner etwas hormonähnliches enthalten und du zusätzlich Getränke aus Plastikflaschen trinkst, sind das insgesamt schon sehr viele Hormone. Zumal man auch über seine Ernährung unbemerkt Hormone zu sich nehmen kann. Dazu aber später mehr.

Schreibe dir deinen Masterplan, und setze dir Ziele!

Ab dem nächsten Kapitel werden einige Informationen, Ratschläge und Empfehlungen auf dich einprasseln. Diese Wucht an neuem Wissen und Dingen, die man am liebsten sofort umsetzen möchte, kann einen schnell überfordern. Deshalb ist es so wichtig, sich einen ersten Plan zu machen und genaue Ziele zu setzen.

SCHNAPP DIR EINEN ZETTEL UND EINEN STIFT!
Im Kapitel »Masterplan« (ab Seite 132) findest du Arbeitsblätter zu jedem Kapitel, um dir wichtige Notizen zu machen.

So hast du einen aktuellen Stand der Dinge, anhand dessen du später sehen kannst, was sich in welcher Zeit wie verändert hat. Manche Symptome verschwinden nämlich so schleichend, dass man es gar nicht gleich bemerkt.

Du notierst dir zu jedem Kapitel ein Ziel! Wie anfangs schon erwähnt, macht es keinen Sinn, alles sofort umzusetzen. Das würde nicht nur dich, sondern auch deinen Körper stressen.

Schreibe dir alles heraus, was du umsetzen möchtest, setze dir Ziele, und notiere dir von Tag zu Tag oder Woche zu Woche deine Symptome. Und mache dir Notizen zu Veränderungen.

Viel Erfolg!

Mit Vorerkrankungen ist nicht zu spaßen ...

Die Pille wird recht häufig als Medikament gegen hormonbedingte Krankheiten, wie beispielsweise das **Polyzystische Ovarialsyndrom (PCOS)** oder auch **Endometriose**, verschrieben. Natürlich sollte dich keine Erkrankung davon abhalten, dich von der Antibabypille zu verabschieden, jedoch bedarf es in dem Fall ein bisschen mehr Vorbereitung.

Solltest du von einer hormonellen Erkrankung betroffen sein, die mittels Pille in Schach gehalten wurde, muss dir bewusst sein, dass dein Krankheitsbild nach dem Absetzen wieder eintreten kann.

Für so gut wie jede Erkrankung hormonellen Ursprungs gibt es eine alternative Behandlung zur Pille. Wichtig ist nur, sich sofort die richtige Hilfe zu holen. Hierzu kannst du dir einen Termin bei einem naturheilkundlich behandelnden Gynäkologen/einer Gynäkologin oder auch einem Heilpraktiker/einer Heilpraktikerin mit Schwerpunkt Frauenheilkunde geben lassen.

Es ist deshalb sehr wichtig, dass du deinen behandelnden Arzt informierst und mit ihm weitere Schritte besprichst. Sollte dir dein aktueller Arzt nicht weiterhelfen können, suche dir gleich zu Beginn die richtige Unterstützung.

SCHILDDRÜSE
Bei Funktionsstörungen der Schilddrüse und entsprechender Medikation sollte die Dosierung nach Absetzen der oralen Kontrazeptiva im Auge behalten werden, da sich in manchen Fällen der Bedarf an Schilddrüsenhormonen verändert.

Die wirksamste

natürliche Heilkraft,

eines jeden

Medizin ist die

die im Inneren

von uns liegt.

HIPPOKRATES

Entlaste deinen gesamten Organismus

SCHLECHTE ANGEWOHNHEITEN

Wenn wir mal ehrlich sind, haben wir doch alle Angewohnheiten, von denen wir wissen, dass sie nicht sonderlich gesundheitsfördernd sind. Allerdings ist es nie einfach, sie loszuwerden. Ist ein Körper fit, gesund und leistungsfähig, wird er mit diesen schlechten Angewohnheiten im Normalfall auch ganz gut fertig.

Nach dem Absetzen der Pille sieht das aber etwas anders aus. Dein Körper hat ein Mammutprojekt vor sich und muss unheimlich viel leisten. Er muss erst mal die synthetischen Hormone loswerden, die du die ganzen Jahre geschluckt hast. Anschließend muss das Hormonsystem wieder lernen, richtig miteinander zu kommunizieren. Einige hormonelle Prozesse, wie z. B. der Eisprung, waren die gesamte Pillenzeit über außer Kraft gesetzt und müssen jetzt erst mal wieder neu erlernt werden. Das kostet Kraft, Energie und Zeit. Dieser Prozess betrifft deinen ganzen Organismus, verlangt viel von ihm ab, und deshalb kann er keine weiteren Belastungen gebrauchen.

Du solltest dir also klarmachen, dass alles, was ihn zusätzlich Kraft kostet, wie z.B. Rauchen, Alkohol und viel Kaffee, in dieser Zeit nicht gut für dich ist. Während deine Leber beispielsweise damit beschäftigt ist, Alkohol oder Koffein ab-zubauen, kann sie sich gerade nicht darum kümmern, die Hormone loszuwerden. Einleuchtend oder?

ERNÄHRUNG

Dieser Abschnitt ist in meinen Augen fast einer der wichtigsten, denn an dem Sprichwort »Du bist, was du isst« ist tatsächlich etwas dran. Die meisten von uns machen sich über ihre Ernährung und die verschiedenen »Gefahrenquellen« nicht wirklich viele Gedanken. Gerade wenn man zu den Glücklichen gehört, die keine Nahrungsmittelunverträglichkeiten haben oder nicht schnell Gewicht zulegen, isst man einfach das, worauf man gerade Lust hat.

Das ist für einen supergesunden Körper auch meist gut zu verarbeiten. Auf Dauer ist das zwar nicht gesundheitsfördernd, aber man macht sich ja erst Gedanken um seine Gesundheit, wenn die ersten Probleme auftreten.
Eine qualitätvolle und ausgewogene Ernährung ist deshalb so wichtig, weil sie einen enormen Einfluss auf die Darmgesundheit hat. Wie zu Beginn bereits ausführlich erklärt, ist der Darm der absolute Schlüssel zu Wohlbefinden, Vitalität und Gesundheit.

Wenn wir in diesem Kapitel also versuchen möchten, unseren Körper bestmöglich zu entlasten, können wir die perfekte Post-Pill-Ernährung nicht außen vor lassen. Auf den nächsten Seiten gehen wir darauf ein, worauf du bei deiner Ernährung achten solltest, welche Nahrungsmittel du besser meidest und auch, wann du am besten isst.

Gutes Essen, schlechtes Essen ...

Jetzt kommen wir zu dem Teil, den die meisten Menschen fürchten. Wir Individuen der Gattung Homo sapiens sind Gewohnheitstiere und ändern nur sehr ungern etwas in unserem Leben. Ganz besonders Veränderungen an den Essgewohnheiten machen vielen zu schaffen. Wahrscheinlich, weil es anfangs den Eindruck erweckt, man müsste auf unheimlich viel verzichten. Einige selbst ernannte Genussmenschen behaupten sogar, es würde sie in ihrer Lebensqualität einschränken.

Ich behaupte, sich auf eine bewusste, gesunde Ernährung umzustellen, ist anfangs eine kleine Herausforderung, aber die ist durchaus machbar. Es geht. Es geht auch ohne das Gefühl, auf etwas verzichten zu müssen. Wenn man erst mal begriffen hat, was man seinem Körper mit gewissen Lebensmitteln antut und die ersten positiven Veränderungen auftreten, möchte man nie wieder in sein altes Essverhalten zurück.

Was ist gut, und was ist schlecht?
Es ist eine ganz einfache Strategie, die nicht ohne Grund bei vielen Erkrankungen, chronischen Beschwerden, Auto-immunkrankheiten und sogar bei psychischen Krankheitsbildern erfolgreich angewendet wird. Es gibt Lebensmittel, die auf den Körper entzündlich wirken und jene, die antientzündlich wirken. In manchen Kreisen werden sie auch »Gute-Laune-Nahrung« und »Schlechte-Laune-Nahrung« genannt.

> Der Trick ist also, so viel »Gute-Laune-Nahrung« zu sich zu nehmen wie möglich und nur so viel »Schlechte-Laune-Nahrung« wie nötig!

Grundsätzlich ist das eine empfehlenswerte Ernährungsform, und zwar ganz unabhängig vom Gesundheitszustand. Man tut sich damit einfach wirklich einen Gefallen. In einer Situation, in der der Körper angeschlagen und aus der Balance geraten ist, wird diese Art der Ernährung umso wichtiger. Und sie wirkt wahre Wunder!

Schlechte-Laune-Nahrung

Zu den Lebensmitteln, die deinem Körper so gar nicht gefallen, gehören hauptsächlich Nahrungsmittel und Getränke mit folgenden Inhaltsstoffen:

- Gluten (hauptsächlich Weizen)
- Industriezucker
- Kasein
- Koffein
- Schweinefleisch
- Süßstoff

Selbstverständlich sind auch alle Zusatzstoffe wie Geschmacksverstärker, Farb- und Konservierungsstoffe, Emulgatoren, künstliche Aromen, Phosphate und Nitrate sowie Transfettsäuren zu vermeiden.

Gute-Laune-Nahrung

Grundsätzlich gilt: viel frisches Obst und Gemüse, dazu gutes Fleisch und qualitativ hochwertigen Fisch. Gerade bei Fleisch und Geflügel sollte man beachten, verarbeitete Produkte so wenig wie möglich zu verwenden. Hierzu gehört alles, was durch Räuchern, Salzen, nitrithaltiges Pökelsalz oder andere Chemikalien behandelt wurde, um sie haltbar zu machen oder geschmacklich und optisch aufzuwerten. Stattdessen sollte man frisches, unverarbeitetes Fleisch aus Biohaltung verwenden, im besten Fall direkt vom Bauernhof aus der Nachbarschaft.

Unterm Strich also viel Obst und Gemüse, gute Fette, gesunde Kohlenhydrate kombiniert mit Fleisch, Geflügel und Fisch.

Der menschliche Körper benötigt sowohl Kohlenhydrate, Vitamine und Ballaststoffe als auch Eiweiße und Fette, um all die wichtigen Nährstoffe zu bekommen, die er braucht. Deshalb ist es wichtig, sich auch mal ein kleines bisschen damit zu beschäftigen, was man über den Tag verteilt so zu sich nimmt, und sich ein paar Fragen zu stellen:

- Wie viel von dem, was ich esse, hat tatsächlich einen Mehrwert für meinen Körper?
- Und wie viel davon ist einfach nur »lecker«, aber für den Körper unnötig oder sogar schädlich?

**Im Idealfall achtest du darauf, deine Mahlzeiten so aufzubauen,
dass alles Wichtige kombiniert ist, zum Beispiel:**

2 bis 3 Tassen Gemüse pro Mahlzeit

Karotten, Kürbis, Blumenkohl, Brokkoli, Pastinaken, Kohl, Spinat,
Salate, Tomaten, Paprika, Auberginen, Zucchini etc.

20 bis 30 g Eiweiß (Proteine) pro Mahlzeit

Eier, Geflügel, Rind, Lachs, Grüne Bohnen, Hülsenfrüchte etc.,
alternativ auch Proteinpulver aus z. B. Reis oder Kollagen-Hydrolisat

50 g Kohlenhydrate pro Mahlzeit

Quinoa, Haferflocken, Amaranth, Buchweizen, Hirse, Urdinkel,
Urkorn, Kartoffeln, Süßkartoffeln etc.

1 EL Fett pro Mahlzeit

Olivenöl, MCT-Öl, Ghee, Butter, Kokosöl, Nüsse, Samen etc.

So sieht ein Tag auf meinem Teller aus ...

Frühstück

Schoko-Porrige aus einem Hafer-Buchweizen-Quinoa-Flocken-Mix mit Mandelmilch,
Rohkakao, Eiweißpulver, Zimt, Kokosflocken und einem Schuss Dattelsirup, dazu
Obst nach Wahl. Ich nehme zu der Schoko-Variante immer gern eine Banane.

Mittagessen

Pastinaken-Karottensuppe, auf der Basis von Knochenbrühe.

Abendessen

Gebratenes Hähnchenbrustfilet entweder mit einem großen gemischten Salat
oder einer Gemüsepfanne.

Für den Hunger zwischendurch

Ich greife immer mal auf Kokos-Chips, Obst oder Gemüsesticks zurück. Und wenn
ich Lust auf etwas Süßes habe, dann gibt's Brownie Bites.
Die Rezepte hierzu findest du am Ende des Buches auf Seite 156 ff.

Die folgende Auflistung enthält eine breite Auswahl von Lebensmitteln, die gerade nach dem Absetzen der Pille ratsam sind. Selbstverständlich ist erst mal jedes Gemüse gesund, doch einige haben mehr gesundheitliche Vorteile als andere. Das gleiche gilt für Früchte, Kräuter, Öle und Getreide. Du musst dich nicht ausschließlich an diese Liste halten. Sie soll eher als Inspiration dienen.

GEMÜSE
Artischocken
Bambussprossen
Blumenkohl
Brokkoli
Chicorée
Esskastanien
Fenchel
Frühlingszwiebeln
Grüne Bohnen
Grünblattgemüse
Grünkohl
Gurken
Ingwer
Karotten
Knoblauch
Kohlrabi
Kürbis
Lauch
Pak Choi
Paprika
Pastinaken
Rettich und Radieschen
Rucola
Rosenkohl
Rote Bete
Rotkohl
Sauerkraut
Sellerie
Spargel, grün und weiß
Spinat
Steckrüben
Süßkartoffeln
Tomaten
Weißkohl
Zucchini
Zwiebeln
Zuckererbsen

OBST
Äpfel
Avocado

Bananen
Cranberries
Erdbeeren
Feigen
Grapefruit
Heidelbeeren
Johannisbeeren
Kirschen
Kiwi
Kokosnuss
Mango
Mandarinen
Nektarinen
Orangen
Papaya

KRÄUTER & GEWÜRZE
Basilikum
Chili
Curcuma
Curry
Dill
Ingwer
Kardamom
Koriander
Kümmel
Minze
Oregano
Pfeffer
Rosmarin
Safran
Thymian
Zimt

HÜLSENFRÜCHTE
Bohnen
Erbsen
Kichererbsen
Linsen

SAMEN UND NÜSSE
Cashewnüsse

Erdmandeln
Flohsamen
Hanfsamen
Leinsamen
Haselnüsse
Kürbiskerne
Pekannüsse
Sesam
Sonnenblumenkerne
Walnüsse

PSEUDO-GETREIDE
Amaranth
Buchweizen
Quinoa

GESUNDE GETREIDE
Gerste
Grünkern
Haferflocken
Hirse
Mais
Reis
Urdinkel

FETTE & ÖLE
Ghee-Öl
Kokosöl
Leinöl
Leinsamenöl
Macadamiaöl
Mandelöl
MCT-Öl
Olivenöl
Sesamöl
Walnussöl

SONSTIGES
Apfelessig
Meersalz
Roh-Kakao

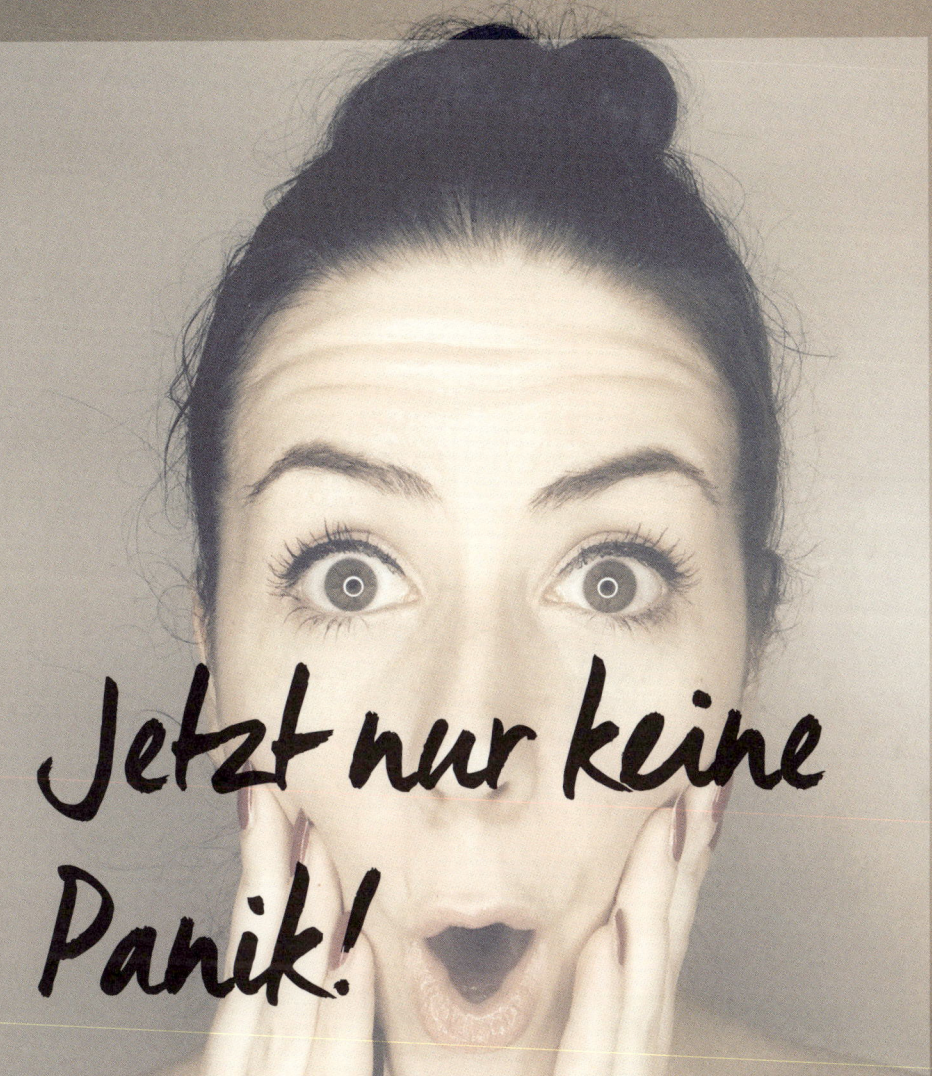

Jetzt nur keine Panik!

Du musst jetzt nicht von heute auf morgen deinen kompletten Kühlschrank ausmisten und sofort alles umstellen. Wichtig ist, dass du dich dabei wohlfühlst, es langsam angehen lässt und dich nicht unter Druck setzt. Jeder kleine Schritt, jede noch so kleine positive Veränderung, die du schaffst, ist bereits Gold wert für deinen Körper und deine Gesundheit. Also gehe die Umstellung step by step an!

Worauf du in Zukunft achten solltest ...

WEIZEN & GLUTEN

Hinter den gewöhnlichsten Lebensmitteln, die wir gern täglich essen, verbirgt sich schon die erste Gesundheitsfalle: Gluten. Dazu gehören Brot, Nudeln, Brötchen, Backwaren wie Kaffeestückchen und Kekse. All diese Leckereien bestehen aus Auszugsmehl, meist aus Weizen.

So gut wie alle Getreidearten, ob Vollkorn oder ausgemahlen, enthalten ein besonderes Proteingemisch namens Gluten. Dieser auch Klebereiweiß genannte Inhaltsstoff, ist im Grunde genommen – je nach Zusammensetzung – erst mal ungefährlich für den menschlichen Körper, außer man leidet an Zöliakie (Glutenunverträglichkeit).

Allerdings gibt es speziell mit dem in Weizen enthaltenen Gluten in den letzten Jahren ein immer größer werdendes Problem. Und das liegt hauptsächlich daran, dass sich der Glutengehalt durch die ständige Modifizierung der Weizenzüchtung in den letzten 50 Jahren mehr als verzehnfacht hat. Lag der Glutenanteil damals bei ca. fünf Prozent, so liegt er heute bei 80 Prozent. Heutzutage essen wir keinen reinen Weizen mehr, sondern Weizenhybride. Diese wurden speziell gezüchtet, um schneller zu wachsen, größer zu werden, wetterresistent zu sein und mehr Ertrag zu bringen.

Zudem gibt es verschiedene Hybridformen, beispielsweise welche mit einem hohen Stärkegehalt oder noch mehr Gluten, um das Herstellen von Fertigprodukten zu vereinfachen. Auch die Verarbeitung und Herstellung von Backwaren wurde in den letzten Jahren immer weiter modifiziert. Mehr Ware, schnellere Herstellung und mehr Gewinn für die Industrie, gesundheitliche Nachteile für uns.

Gluten ist nicht prinzipiell schlecht. Kritisch ist hierbei aber die Kombination aus modifiziertem Hybridkorn, der großen Menge, die wir zu uns nehmen, und der veränderten Herstellung. Tatsächlich ist sogar Weizen für viele superverträglich, wenn die Backwaren altmodisch, also mit langer Teigführung hergestellt wurden. Doch das findet man heute leider nur noch sehr selten.

Was wir also heute mit den Backwaren aus Weizen zu uns nehmen, ist komplett frei von Vitalstoffen und bietet dem Körper keinen Mehrwert, im Gegenteil.

Eine Ausnahme hiervon ist Urgetreide. Urdinkel, Emmer, Einkorn und Kamut – um nur einige zu nennen – heißen die alten, neu entdeckten Getreidesorten, die sich immer größerer Beliebtheit erfreuen. Ihr Vorteil ist, dass sie naturbelassen sind, an ihnen wurde also nicht herumgezüchtet. Deshalb beinhaltet Urgetreide deutlich mehr Antioxidantien, entzündungshemmende Stoffe, Vitamine, Mineralien, Proteine und Spurenelemente als moderne Getreidesorten und hat nachweislich gesundheitliche Vorteile. Laut einer Studie der Universität Florenz mindert der regelmäßige Verzehr von alten Getreidesorten nachweislich das Risiko für Herz-Kreislauf-Erkrankungen und senkt zu hohe Cholesterin- und Blutzuckerwerte.[16]

Was bewirkt Gluten im Körper?

Verzehrt man zu viel von diesem »netten« Protein, kann es die Innenwand des Verdauungstraktes so sehr reizen, entzünden und verletzen, dass die Nährstoffe aus den Nahrungsmitteln nicht mehr richtig aufgenommen werden können. Die Nahrung kann nicht mehr richtig zersetzt und verdaut werden, sodass es zu einer Mangelernährung kommt. Erschwerend kommt hinzu, dass die Darmschleimhaut in manchen Fällen so sehr angegriffen wird, dass sie durchlässig wird. Ist das der Fall, gelangen viele Stoffe in unser Blut, die dort eigentlich nichts zu suchen haben. Und wer wird dadurch zusätzlich belastet? RICHTIG, die Leber. Selbst wenn es nicht zum Worst Case kommt, entsteht im Körper ein dauerhafter Entzündungszustand – wenn auch nur leicht –, der ihn und das Immunsystem ständig belastet.

Ein weiterer erschreckender Nachteil von Weizenprodukten ist der enorme Einfluss auf unseren Blutzuckerspiegel. Weizen erhöht den Blutzuckerspiegel viel stärker als praktisch alle anderen Kohlenhydrate! Selbst ein Schokoriegel ist demnach besser als ein belegtes Brötchen. Diese Tatsache ist von Bedeutung für unser Körpergewicht, denn Glukose kommt immer in Begleitung von Insulin, also dem Hormon, welches die Glukose in die Körperzellen schleust und dort in Fett umgebaut wird. Je höher also der Blutzuckergehalt nach dem Essen ist, desto mehr Fett wird eingelagert. Und das landet dann vorzugsweise am Bauch und an den Hüften. Zudem hat Insulin auch einen negativen Einfluss auf unsere Haut, da es für Wachstumsreize auf die Talgdrüsen sorgt.

Neben diesem unschönen Effekt auf unsere Optik bedeutet ein ständiges Auf und Ab des Insulinspiegels immer einen Mehraufwand für unseren Körper. Tatsächlich ist Insulin nämlich auch ein Hormon, das mit seinen ständigen Schwankungen durchaus weitere Prozesse in Gang setzt und ganz speziell den Nebennieren zu schaffen macht.

Eine Alternative zu glutenhaltigem Getreide ist Pseudo-Getreide, z.B. Amaranth, Buchweizen und Quinoa. Ihren Namen haben die Körnerfrüchte wegen ihrer Ähnlichkeit zu Weizen & Co. Der hohe Nährstoffgehalt aus Stärke, Eiweiß, Fett, Ballaststoffen, ungesättigten Fettsäuren, Proteinen, Mineralstoffen und Vitaminen ist hier besonders hervorzuheben. Außerdem enthält Pseudo-Getreide kein Gluten.

MILCHPRODUKTE UND KASEIN

Kasein ist ein Proteingemisch, das sich hauptsächlich bzw. in seiner höchsten Konzentration in Kuhmilch befindet. Dieses Proteingemisch (Alpha-S1-Kasein) bestimmt zu etwa 70 Prozent das Kuhmilcheiweiß. Als Allergen kann es diverse gesundheitliche Probleme wie Verdauungsbeschwerden, Haut- und Atemwegserkrankungen verursachen. Ähnlich wie Gluten ist Kasein für unseren Darm nur schwer verdaulich und somit imstande, für die gleichen Beschwerden und entzündlichen Prozesse zu sorgen. Milch, die viele oxidierte Fette enthält, beschädigt das Darmmilieu, erhöht die Anzahl der schlechten Bakterien und bringt die Bakterienflora des Darms aus dem Gleichgewicht. Als Resultat werden Gifte – wie freie Radikale, Schwefelwasserstoffe und Ammoniak – im Darm produziert.

Kasein versteckt sich in allen Kuhmilchprodukten, die man in seinem Alltag so zu sich nimmt, also in der klassischen Milch zum morgendlichen Müsli, in Pudding, Käse, Quark oder auch Joghurt.

Zudem enthält Mich insulinotrope Aminosäuren, die im Körper den Insulin-like growth factor (IGF-1) freisetzen. Das ist ein Wachstumshormon, welches eigentlich das Körperwachstum anregt. Bei Erwachsenen führt es beispielsweise zu einer Vergrößerung der Talgdrüsen und kann somit Akne auslösen. Aber dieses Wachstumshormon wird auch mit anderen unschönen gesundheitlichen Problemen in Verbindung gebracht, wie Übergewicht, Diabetes, Herz-Kreislauf-Erkrankungen und sogar Krebs.

VERSTECKTE HORMONE IN LEBENSMITTELN

Ein weiteres Problem bei Milchprodukten sind die verstecken Hormone. Zum einen enthält Kuhmilch von Haus aus schon Wachstumshormone, denn eigentlich soll diese Milch ja die kleinen Kälber schnell groß und stark machen. Zum anderen kommt aber erschwerend hinzu, dass gerade in der heutigen Massentierhaltung Hormone, Antibiotika und Pestizide üblich sind. Alles, was die Tiere zu essen bekommen, nehmen auch wir zu uns, wenn wir tierische Produkte essen. Das betrifft also nicht nur Milchprodukte, sondern auch Fleisch.

Tatsächlich können Hormone, die wir unbewusst über die Nahrung aufnehmen, unseren kompletten Hormonhaushalt durcheinanderbringen und sich drastisch auf unsere Gesundheit auswirken. Das bedeutet nicht, dass man auf tierische Produkte komplett verzichten sollte, aber mit dem Wissen um die potenziellen Gefahren wird der Umgang mit diesen Nahrungsmitteln hoffentlich ein bisschen bewusster.

Das heißt jetzt nicht, dass du von heute auf morgen Veganer werden sollst, sondern lediglich, dass du bewusster mit dem Thema umgehen solltest. Jeder kleine Schritt ist ein großer Schritt für deinen Körper. Statt Kuhmilch zum Müsli nimmst du vielleicht Mandelmilch, Reismilch oder Kokosmilch, und statt Frischkäse einen Aufstrich aus Lupinen.
Kauf dein Fleisch beim Metzger deines Vertrauens oder im besten Fall direkt auf einem Bauernhof statt beim Discounter!

ZUCKER

Zuckerrohr und Zuckerrübe, die Ausgangsstoffe unseres gängigen Zuckers, sind in ihrer ursprünglichen Form eigentlich tolle Lebensmittel. Beide enthalten viele Ballaststoffe, Vitamine und Mineralstoffe. Nach dem Extraktionsverfahren, mit dem der raffinierte Industriezucker gewonnen wird, ist von diesen gesunden Inhaltsstoffen allerdings nichts mehr übrig. Am Ende dieses Verfahrens bleibt nur noch ein stark kristallisiertes Konzentrat.

Diese raffinierten Kohlenhydrate sind suchterzeugend, ungesund und absolutes Gift für den Darm, zumal in einigen Studien[17] auch die gefährliche Wirkung auf unser Gehirn nachgewiesen wurde. Leider ist dieser Industriezucker so gut wie in jedem Fertigprodukt, in Backwaren und Getränken zu finden. Es lässt sich wirklich nur sehr schwer vermeiden, diesen zumindest gelegentlich zu sich zu nehmen.

Worauf man allerdings achten kann, ist, dieses süße Gift nicht auch noch in den Kaffee oder Tee zu mischen oder beim Kochen und Backen zu verwenden.

> Statt raffiniertem Zucker empfehlen sich hierfür Rohrohrzucker, Kokosblütenzucker, Dattelsirup oder auch Honig.

Künstliche Süßstoffe, wie beispielsweise Aspartam, sind KEINE Alternative. Im Gegenteil! Aspartam gehört zu den schlimmsten Giften, die du deinem Körper zumuten kannst. Bitte keine Diät- oder Light-Produkte kaufen und keinen Süßstoff statt Zucker in den Tee geben.

GESCHMACKSVERSTÄRKER UND ZUSATZSTOFFE

Hast du mal auf die Inhaltsstoffe deiner Lebensmittel geschaut? Meistens stehen selbst auf den einfachsten Lebensmitteln eine Vielzahl an Begriffen, die kein Mensch entziffern kann. Alles, was dir wie Hieroglyphen vorkommt und dir schon bei der Aussprache Probleme bereitet, solltest du auch nicht essen. Gleiches gilt für E-Nummern, denn hinter diesen unscheinbaren Nummern verbergen sich die gleichen Hieroglyphen. Unterm Strich handelt es sich dabei um Chemie. Sehr viel Chemie. Angefangen bei Geschmacksverstärkern über Konservierungs- und Süßungsmitteln bis hin zu Farbstoffen.

All das befindet sich in vielen Lebensmitteln und ganz besonders häufig in Fertigprodukten. Natürlich kann man nicht immer auf alles achten, aber es würde schon helfen, wenn du alles, was du selbst kochen kannst, auch ohne Fertigprodukte kochst. Also Finger weg von Fertigsoßen, Dressings, Kartoffelpüree aus Pulver oder Tiefkühl-Pizza und ran an die Kochbücher!

Kurzgefasst

Frisch, regional, saisonal und im besten Fall biologisch oder ökologisch. Allein die Umstellung auf frisch zubereitete, selbst gekochte Kost bringt deinem Körper schon eine enorme Entlastung!

Ein guter Tipp zur Entlastung

Bestimmt hast du schon mal was von dem Buch »Schlank im Schlaf «gehört. Auch wenn ich grundsätzlich nicht der größte Fan von Diäten bin, steckt hinter diesem als Abnehmanleitung versteckten Ernährungskonzept ein super Ansatz!

Der Körper besitzt eine innere Organuhr. Zu bestimmten Zeiten arbeiten gewisse Organe am produktivsten, zumindest wenn man sie lässt. Leber, Darm und Nebennieren arbeiten beispielsweise am besten abends und nachts. Deshalb ist es von Vorteil, ihnen in dieser Zeit nicht noch mehr Arbeit auf den Weg zu geben!

Also abends keine fett- und kohlenhydratreichen Lebensmittel essen. So kann dein Körper die ganze Nacht nutzen, um richtig zu entgiften!

DOS

Urgetreide (z. B. Urdinkel) und
Pseudo-Getreide (z.B. Buchweizen)

Kokosmilch, Mandelmilch,
Hafermilch usw.

Kokosblütenzucker, Ahornsirup,
Honig, Dattelsirup usw.

Frisches, selbst gekochtes Essen

DON'TS

Weizen- und Weißmehlprodukte

Milch- und Milchprodukte

Zucker und Süßstoffe

Fertigprodukte

Du bist nicht nur, was du isst, sondern auch, was du trinkst ...

KAFFEE

Das eigentliche Problem ist nicht der Kaffee, sondern das Koffein, der Hauptgrund, warum wir ihn überhaupt trinken. Dieses beliebte Aufputschmittelchen hat gleich mehrere negative Auswirkungen auf den Körper, insbesondere dann, wenn er gerade nicht zu 100 Prozent gesund und fit ist. Zum einen wirkt Koffein so aufputschend, weil er unseren Cortisolspiegel in die Höhe treibt, das macht wach und aktiv. Aber wie in den vorigen Kapiteln schon erklärt, ist Cortisol unser Stresshormon. Sprich: Der Körper versteht Koffein als Stress. Das mag bei einer Tasse Kaffee noch in Ordnung sein, bei sechs Tassen täglich aber nicht mehr. Außerdem hat Koffein einen unschönen Einfluss auf deine Neurotransmitter. Es hemmt die Wirkung von Serotonin (Glückshormon) und Melatonin (Schlafhormon). Ebenso überreizt und schwächt es Nieren, Bauchspeicheldrüse, Leber, Magen, Darm, Herz sowie die Nebennieren und übersäuert den Körper. Und als wäre das noch nicht genug, erschöpft Koffein auch wichtige Nährstoffspeicher wie die B-Vitamine, Vitamin C, Kalium, Calcium und Zink.

ABER: Die Dosis macht das Gift. Natürlich wäre es besser, komplett auf Koffein zu verzichten, aber auch eine Reduktion würde schon viel helfen. Wie schon gesagt, ein oder zwei Kaffee bzw. Espresso am Tag sind noch im Rahmen, aber mehr sollte es nicht sein.

SOFTDRINKS

Eistee, Cola-Getränke, Limonaden, Saftmixgetränke und Energydrinks vereinen gleich mehrere schlechte Inhaltsstoffe in nur einem Getränk. Tonnenweise Zucker, Farbstoffe, Süßstoffe, Geschmacksverstärker und Koffein finden sich in den gängigen Softdrinks.

ALKOHOL

Warum Alkohol direkt nach dem Absetzen der Pille zu vermeiden ist, wirst du dir an diesem Punkt des Buches schon selbst erklären können :-) Ich sage es dir trotzdem: Alkohol ist ein unglaublicher Aufwand für die Leber, denn genau dort wird er abgebaut.

Nach jahrelanger Pilleneinnahme ist deine Leber schon von Grund auf erschöpft. Zudem ist sie immer noch damit beschäftigt, die restlichen synthetischen Hormone aus deinem Körper zu bekommen. Wenn du Alkohol trinkst, hört die Leber mit allem auf, was sie gerade macht, und fängt sofort an, ihn abzubauen.

Du verzögerst also zum einen den Prozess der Hormonentgiftung und zum anderen überforderst du die Leber!

Viele Frauen erleben nach dem Absetzen auch das Phänomen, dass sie keinen Alkohol mehr vertragen. Der Grund dafür sollte jetzt klar sein.

Was du stattdessen trinken kannst

WASSER

Der menschliche Körper besteht zu 75 Prozent aus Wasser, das Gehirn sogar zu 80 bis 90 Prozent. Alle physiologischen Vorgänge erfordern Wasser. Für den Transport von Nährstoffen, Enzymen, Fermenten, Vitaminen, Spurenelementen etc. und genauso für den Abtransport von Gift- und Ausscheidungsstoffen braucht unser Körper Wasser. Wenn ich von Wasser spreche, meine ich stilles Wasser und das bitte nicht aus Plastikflaschen. Die Faustregel besagt, je nach Körpergewicht zwischen zwei und vier Litern am Tag.

· bei 50 kg Körpergewicht: zwei Liter Wasser pro Tag
· bei 75 kg Körpergewicht: zweieinhalb bis drei Liter Wasser pro Tag
· bei 100 kg Körpergewicht: dreieinhalb bis vier Liter Wasser pro Tag

Kohlensäurehaltiges Wasser ist keine Alternative!

Kohlensäure entsteht aus Kohlendioxid. Dieses Gas ist für den menschlichen Körper ein Abfallprodukt. Deshalb ist er bestrebt, größere Mengen solcher Giftstoffe so schnell wie möglich aus allen Zellen zu verbannen.

PIMP DEIN WASSER!

Ich gehöre zu den Menschen, die Wasser echt langweilig finden! Deshalb fiel mir die Umstellung von Limonade auf ausschließlich stilles Wasser wirklich schwer. Allerdings habe ich für mich den perfekten Trick gefunden: Toppings!

Mit Zitronen, Ingwer, Gurken, Beeren oder anderen Früchten gepimptes Wasser schmeckt um einiges besser, als es pur zu trinken. Zumal es noch den tollen Nebeneffekt hat, dass du so noch mehr Vitamine aufnimmst.

TEE

Ungesüßte Kräuter- und Früchtetees sind eine tolle Alternative zu gewöhnlichen Softdrinks. Bitte beachte aber: Tee ist kein Ersatz für das stille Wasser! Einige Kräutertees entziehen dem Körper sogar Wasser, weshalb du dann sogar mehr reines Wasser trinken solltest.

DOS

Stilles Wasser

Stilles Wasser mit Toppings (Ingwer, Zitrone, Beeren, Minze)

Gemüsesäfte

Hochwertige Tees

DON'TS

Koffein- oder teeinhaltige Getränke (Eistee, Cola, schwarzer Tee)

Softdrinks (Cola, Fanta, Sprite usw.)

Fruchtsäfte und Schorlen

Alkohol

Weniger Stress, ausgewogener Hormonstatus

Ich muss ehrlich gestehen, dass ich immer sofort mit den Augen gerollt und genervt abgewunken habe, sobald mir ein Arzt oder meine Mutter sagte »Du musst deinen Stress reduzieren. Das ist nicht gesund!« Hätte mir damals jemand erklärt, was damit genau gemeint ist, welche körperlichen Prozesse durch Stress in Gang kommen und was der Körper als Stress wahrnimmt, hätte ich es vermutlich ernster genommen.

> Deshalb lass dir gesagt sein: Es ist was Wahres dran! Stress ist ungesund und ganz besonders nach dem Absetzen der Pille nicht förderlich.

Zu Beginn dieses Buches habe ich dir bereits erklärt, welche Aufgaben die Nebennieren in unserem Körper haben. Sie sind unsere eigene Stressmanagement-Zentrale.

Dummerweise empfindet der menschliche Organismus – insbesondere die Nebennieren – Stress anders, als wir es vermuten. Du empfindest es wahrscheinlich stressig, wenn du Deadlines auf der Arbeit hast oder dich auf eine Klausur vorbereiten musst. Das sind für deinen Körper aber schon Extremsituationen. Denn für die Nebennieren ist sowohl physische und psychische Belastung als auch die Beanspruchung deines Immunsystems oder entzündliche Prozesse im Körper bereits Stress.

Dein Körper hat also schon Stress, bevor du überhaupt davon weißt!

WAS SIND DIE AUSWIRKUNGEN?
Die Auswirkungen sind vielseitig. Sobald deine Nebennieren eine Belastung empfinden, schütten sie unter anderem das Stresshormon Cortisol aus. Das ist das Signal für den Rest deines Körpers, auf Angriff zu schalten und alle Prozesse, die gerade nicht so wichtig erscheinen, erst mal zu unterbrechen.

Das bedeutet: Schilddrüse, Leber, Darm und auch deine Eierstöcke machen erst mal Pause, damit der Körper genug Kraft hat, dem vermeintlichen Stress entgegenzuwirken. Ich glaube, ich muss dir nicht erklären, dass es gerade nach dem Absetzen der Pille keine gute Idee ist, genau diese Organe pausieren zu lassen.

Sexualhormone und der Zyklus
Denkt der Körper, er befindet sich gerade in einer Gefahrensituation oder im Stress, möchte er verhindern, dass genau zu dieser schlechten Zeit ein Kind gezeugt wird.

Eisprünge bleiben aus, das Hormongleichgewicht kommt durcheinander, und sogar die Regelblutung kann ausbleiben.

WAS TUN?
Entschleunige! Versuche, viel Stress zu vermeiden, sorge für genügend Erholungsphasen und ausreichend Schlaf. Finde etwas, was dich entspannt. Bei einigen ist dies tolle Musik, andere versuchen es mit Mandalas malen, Yoga oder Meditation. Wichtig ist, dass du die richtige Entspannungsmethode für dich selbst findest und so einen Ausgleich schaffst.

TRICK
Es gibt eine Atemübung, die du überall und zu jeder Zeit anwenden kannst, um deinen Körper von null auf hundert in Entspannung zu versetzen:

Die 4-7-8-Regel.
4 Sekunden einatmen – 7 Sekunden die Luft anhalten –
8 Sekunden ausatmen.
Das Ganze kannst du viermal wiederholen.

Wenn du eine suchst, findest Ende

hilfreiche Hand
du sie am unteren
deines Armes.

MEINE GROSSMUTTER

Tu deinem Leib etwas
Gutes, damit
deine Seele Lust hat,
darin zu wohnen ...

Wenn du bis zu diesem Kapitel gekommen bist und es schon geschafft hast, einige der Tipps umzusetzen, hast du schon wirklich viel geleistet! Chapeau!

Am Anfang des Buches habe ich dir viel über deinen Körper, seine Organe und Prozesse erklärt. Falls du dich gefragt hast, warum du das alles wissen solltest, kommt nun die Antwort: Für jedes »Problem«, das durch die Pille entstanden ist, gibt es eine Möglichkeit, deinem Körper zu helfen. Auf den nächsten Seiten wird es also hauptsächlich darum gehen, deine Leber, deinen Darm und deinen Vitalstoffhaushalt wieder auf Vordermann zu bringen.

Mir war es wichtig, dass du vorher alle Zusammenhänge kennst, damit du verstehst, wie viel es bringen kann, die folgenden Tipps umzusetzen.

Was deine Leber ganz dringend braucht ...

Im Kapitel »Verstehen«, ab Seite 12, habe ich dir bereits erklärt, welche elementaren Funktionen die Leber in deinem Körper hat, warum sie so wichtig ist und warum sie durch die Pille beeinträchtigt wird. Durch das Kapitel »Entlasten« weißt du jetzt auch schon, was du dafür tun kannst, um deiner Leber ein bisschen Arbeit abzunehmen. Was dir jetzt noch fehlt, sind Tipps und Tricks, wie du sie bestmöglich unterstützen kannst.

1. THE BITTER THE BETTER ...

... oder auf Deutsch: Je bitterer, desto besser! Deine Leber liebt Bitterstoffe in jeglicher Form. Du kannst sie also unterstützen, indem du ihr möglichst hochwertige Bitterstoffe zuführst. Das kannst du in Form von Tees, Lebensmitteln, Gewürzen oder in Kapselform tun.

Es gibt spezielle Teemischungen, die du im Reformhaus oder auch online kaufen kannst, wenn du z.B. nach »Leber- und Gallentee« suchst. Einige Bitterstoffe (z.B. Mariendistel) sind außerdem auch als Kapsel erhältlich. Alternativ gibt es auch verschiedene natürliche Mittel, meist konzentrierte Kräutertröpfchen, zur Unterstützung der Leber, die man sich in der Apotheke besorgen kann. In dem Fall einfach mal beraten lassen.

2. SCHLAF UND FLÜSSIGKEIT

Ich möchte an dieser Stelle noch mal in Erinnerung rufen, dass deine Leber nachtaktiv ist. Die wichtigen Entgiftungsprozesse finden hauptsächlich in der Nacht statt und auch nur, wenn du schläfst! Bitte also genügend schlafen und abends nichts Schweres, Süßes oder sehr Fettiges essen, damit die Leber in Ruhe arbeiten kann. Um richtig entgiften zu können, benötigt sie viel Flüssigkeit. Vergiss also nicht, ausreichend stilles Wasser zu trinken!

3. LEBERWICKEL

Mit einem Leberwickel ab und zu vor dem Schlafengehen legen wir einen kleinen Turbogang ein, denn dadurch wird die Leber um bis zu 40 Prozent besser durchblutet und kann noch schneller ihre Entgiftungsarbeit leisten. Durch die feuchte Wärme des Leberwickels wird die Partie der Haut stimuliert, die der Leber zugeordnet ist, und fördert so die Durchblutung des Organs. Das wirkt unterstützend auf die Entgiftungsfunktion und bringt somit den gesamten Stoffwechsel in Schwung.

Leberwickel sollte man nicht während der Menstruation anwenden, da er die Blutung verstärken kann. Auch bei Magengeschwüren oder Magenblutungen sollte man auf diese Anwendung verzichten.

Lebensmittel	Tee	Gewürze
Artischocke	Brennnesseln	Curcuma
Chicorée	Ingwer	Kardamom
Radicchio	Löwenzahn	Zimt
Rucola	Mariendistel	Salbei

Wie mache ich einen Leberwickel?

BEREITE EINE WÄRMFLASCHE VOR!
Fülle eine Wärmflasche mit angenehm heißem Wasser, nicht zu heiß.

LEGE EIN KLEINES HANDTUCH BEREIT!
Befeuchte ein kleines Handtuch mit warmem Wasser, und wringe es gut aus!

BRINGE DICH IN POSITION!
Lege dich bequem auf den Rücken.

BRINGE DAS KLEINE HANDTUCH AN ORT UND STELLE!
Das feuchte Handtuch platzierst du nun auf die obere Region des Bauches, unterhalb des rechten Rippenbogens (da ist der Sitz der Leber).

LEGE EIN GROSSES HANDTUCH BEREIT!
Die Wärmflasche wird nun auf das kleine Handtuch gelegt.

GROSSES HANDTUCH
Das große Handtuch wickelst du dir jetzt möglichst dicht einmal um deinen Bauch.

FERTIG!!!
Den Leberwickel lässt du jetzt 20 bis 30 Minuten »wirken«.
Anschließend kannst du dich wieder entwickeln und danach warm anziehen.

Hege und pflege deinen Darm ...

Wie ich dir bereits anfangs sehr ausführlich erklärt habe, ist der Darm viel wichtiger, als die meisten von uns denken.

Er beherbergt 80 Prozent unseres Immunsystems! So gut wie jede Autoimmunerkrankung, Allergie, Nahrungsmittelunverträglichkeit, Vitamin- und Mineralstoffmängel, Akne und Hormonstörungen entstehen, wenn er nicht gesund ist. Leider kann man den Darm auf viele Wege schädigen. Nicht nur durch schlechte Ernährung, sondern auch durch Antibiotika, langfristige Medikamenteneinnahme und Schmerzmittel. Die Pille ist ein Medikament und somit auf Dauer kein Freund deines Darms.

Wenn du bis zu diesem Punkt des Guides die bereits erwähnten Tipps beherzigt hast, hast du automatisch schon viel für deinen Darm geleistet. Denn bisher hast du gelernt, welche Lebensmittel du vorerst meiden bzw. reduzieren solltest und was du alles für deine Leber tun kannst. Die Funktion der Leber zu unterstützen, ist sehr wichtig für deine Verdauung. Bisher hast du also schon mal alles richtig gemacht! Wie du deinem Darm noch unter die Arme greifen kannst, erfährst du jetzt.

SUPERFOODS FÜR DEN DARM

Welche Lebensmittel zu vermeiden sind, solltest du dir bereits gemerkt haben. Jetzt folgen die absoluten Superfoods für einen gesunden Darm. Sie alle enthalten wichtige Inhaltsstoffe, die ihn heilen, flicken, unterstützen und ihm guttun.

Du solltest also versuchen, sie so oft wie möglich in deinen Alltag zu integrieren.

Knochenbrühe

Knochenbrühe ist eine hervorragende Mineralstoffquelle. Ihr hoher Gehalt an Kalium, Kalzium, Magnesium, Natrium und Phosphor sowie essenziellen Fettsäuren machen die Knochenbrühe zu einem wahren Gesundheitselixier, das die geschädigte Darmschleimhaut wieder aufbaut. Das Rezept bekommst du auf Seite 159.

Sauerkraut

Sauerkraut enthält ein ganzes Spektrum an Vitaminen: Beta-Karotin, Provitamin A, C, B, E und K, reichlich Mineralstoffe wie Kalium, Kalzium, Phosphor, Eisen, Zink und Magnesium sowie Spurenelemente, wie z.b. Schwefel. Zudem ist es aufgrund der Vielfalt an enthaltenen guten Bakterien ein natürliches Probiotikum. Gleiches gilt übrigens für so gut wie alle fermentierten Lebensmittel, bei deren Gärungsprozess (Fermentation) wichtige Bakterienkulturen entstehen.

Blaubeeren

Blaubeeren und so gut wie alle anderen dunklen Beerensorten enthalten Antioxidantien. Diese sind unheimlich gut für deinen Darm. Sie verhindern Schleimhautveränderungen, eliminieren freie Radikale und wirken antientzündlich.

Kokosöl

Kokosöl besteht zu 90 Prozent aus gesättigten Fettsäuren. Durch die antimikrobiellen und antimykotischen Eigenschaften können Darmpilze bekämpft und eine Stabilisierung der Darmflora unterstützt werden.

Kombucha

Kombucha ist ein fermentiertes Teegetränk. Das Geheimnis dieses Getränks liegt in den tollen Inhaltsstoffen, die durch die Fermentation entstanden sind. Dazu gehören vor allem lebende Hefen, gesundheitsfördernde Bakterien, Enzyme und organische Säuren. Auch Vitamin C und Vitamine der B-Gruppe sind in Kombucha enthalten. Somit hat Kombucha ähnliche gesundheitliche Vorteile wie viele andere fermentierte Lebensmittel: Er fördert die Verdauung und eine gesunde Darmflora.

Kalte Kartoffeln und grüne Bananen

Ja, das klingt erst mal seltsam, hat aber einen guten Grund. Diese beiden Lebensmittel vereint eine tolle Eigenschaft: resistente Stärke! Von resistenter Stärke spricht man, wenn die Stärke nicht wie gewöhnlich im Dünndarm abgebaut wird, sondern in den Dickdarm weiterwandert, wo sie dann von den Darmbakterien fermentiert wird. Resistente Stärke ist also tolles Futter für gute Darmbakterien und stabilisiert außerdem den Blutzucker. Kocht man Kartoffeln, lässt sie abkühlen und verzehrt bzw. verarbeitet sie erst dann, entsteht diese Form der Stärke. Auch enthalten ist resistente Stärke in noch etwas grünen und somit nicht ganz reifen Bananen.

DARMAUFBAU

Die Darmgesundheit gehört in den letzten Jahren definitiv zu den meist diskutierten Themen. Zu Beginn des neu entflammten Interesses an diesem wunderbaren Organ habe ich mich noch sehr darüber gefreut. Doch schon kurze Zeit nach der für die breite Masse neuen Erkenntnis darüber, wie wichtig der Zustand des Darms für die Gesundheit ist, kamen auch diverse fragwürdige Produkte, kontroverse Aussagen und viel Verunsicherung auf. Darmreinigung, Darmsanierung, Darmaufbau ... Wo ist da eigentlich der Unterschied? Und ist das jetzt gesund oder gefährlich? Diese Begriffe werden sehr gern durcheinandergebracht. Häufig benutzen alle das gleiche Wort, meinen aber verschiedene Dinge. Deshalb ist es sehr wichtig, genau darauf zu achten, was wirklich gemeint ist.

In der alternativen Medizin oder der Naturheilkunde ist bei den Begriffen Darmreinigung, Darmsanierung und Darmaufbau das Gleiche gemeint: den Darm von schädlichen Bakterien und Pilzen zu befreien und durch gute Bakterien zu ersetzen. In der klassischen Schulmedizin spricht man von einer Darmreinigung, wenn vor einer Darmspiegelung der Darm mittels Abführmittel komplett entleert werden muss. Auch die Colon-Hydro-Therapie (saubere und geruchsfreie Darmspülung) wird von manchen Ärzten und Heilpraktikern als Darmreinigung verstanden. Das Wort Darmsanierung dagegen ist häufig gleichbedeutend mit einer Stuhltransplantation, bei der im Labor aufbereiteter Stuhl eines gesunden Spenders in den Darm eines erkrankten Patienten übertragen wird. Gefühlt verbindet also jeder

etwas anderes mit diesen Begriffen. Deshalb spreche ich nur noch von Darmaufbau.

Das Ziel eines Darmaufbaus ist lediglich, die Darmflora (Mikrobiom) wiederaufzubauen. Wie im Kapitel »Verstehen«, ab Seite 12, bereits erklärt, sind die verschiedenen Bakterien unseres Mikrobioms unheimlich wichtig für unsere gesamte Gesundheit. Allerdings sind diese durch die Pille, schlechte Ernährung und im schlimmsten Fall die Einnahme von Antibiotika völlig aus dem Gleichgewicht geraten. Der Sinn eines Darmaufbaus ist es also, mit gesunder, darmfreundlicher Ernährung und dem Einsatz von Probiotika eine gute Darmflora zu erlangen. Genau das wird übrigens auch nach der Einnahme von Antibiotika empfohlen. Die Antibabypille zerstört die Darmflora natürlich nicht so enorm wie Antibiosen, doch sie kann durchaus ein Ungleichgewicht verursachen.

Es geht also nicht darum, den Darm wortwörtlich zu reinigen, denn dieses Organ ist natürlich nicht vergleichbar mit einem Abflussrohr, das man durchspülen müsste. Der Darm reinigt und entleert sich theoretisch mit jedem Stuhlgang selbst. Ist aber beispielsweise zu wenig Magensäure vorhanden oder wird nicht genügend Gallensäure gebildet, dann fehlen wichtige Verdauungsenzyme, und der so entstandene unausgewogene Bakterienhaushalt kann zu diversen Problemen führen. Genau diese gilt es zu lösen.

Wir reinigen den Darm also nicht, wir unterstützen ihn und bauen ihn auf.

Schritt 1 · Ernährung

Zusätzlich zu den Ernährungstipps, die ich bereits gegeben habe, kann es auch hilfreich sein, präbiotische Lebensmittel in die Ernährung einzubauen. Präbiotika sind das Futter für die guten Darmbakterien und wichtig, damit diese guten Bakterien auch langfristig bleiben. Füttert man sie nicht genug, siedeln sie sich nicht an und verschwinden früher oder später wieder. Zu präbiotischen Lebensmitteln gehören unter anderem Chicorée, Topinambur, Artischocken, Pastinaken, Löwenzahnwurzel, Porree, Zwiebeln, Schwarzwurzeln, Knoblauch, Bananen und Linsen.

Schritt 2 · Unterstützung von Leber und Galle

Wie im vorigen Kapitel bereits erklärt, spielt auch die Leber bei der Verdauung eine große Rolle. Wenn die beschriebenen Ernährungstipps umgesetzt werden, hilft das also dem Darm enorm. Wie gesagt: »The bitter, the better!«

Schritt 3 · Probiotika

Der Einsatz von Probiotika ist genauso wichtig wie die anderen Schritte. Selbstverständlich könnte man auch das allein durch die Ernährung meistern, doch das ist sehr langwierig. Je unausgewogener die Darmflora, desto schwieriger wird es, sie nur durch eine Umstellung der Ernährung wieder ins Gleichgewicht zu bekommen. Deshalb sind Probiotika immer eine gute und wirksame Lösung. Im allerbesten Fall macht man vor der Einnahme der guten Darmbakterien eine Stuhlanalyse. Diese zeigt einem genau auf, welche Bakterienstämme fehlen und gezielt eingenommen werden sollten. Eine Stuhlanalyse kann man bei diversen Laboren online bestellen und selbst in Auftrag geben. Aber auch ohne Stuhlanalyse kann man Probiotika verwenden. In diesem Fall einfach in einer Apotheke beraten lassen und ein Probiotikum mit möglichst vielen guten Bakterienstämmen auswählen, sodass alles abgedeckt ist. Die meisten Apotheker sind bei der Beratung eine wirklich große Hilfe.

Schritt 4 · Profis zurate ziehen ...

Heilpraktiker und Ärzte mit naturheilkundlichem Schwerpunkt sind meist absolute Profis auf dem Gebiet der Darmgesundheit. Gerade bei heftigen Verdauungsbeschwerden, Schmerzen oder Verdacht auf Erkrankungen im Magen-Darm-Bereich ist es ratsam, einen Profi zurate zu ziehen. Ärzten und auch Heilpraktikern ist es möglich, nach einer sehr genauen Diagnostik einen solchen Darmaufbau passend für jede Patientin und ihre Bedürfnisse zuzuschneiden. Hier kommen dann weitere Hilfsmittel in Form von Flohsamen, Heilerde, diverse Kräuter, Enzyme und auf den Zustand des Darms abgestimmte Prä- und Probiotika hinzu. Wer also im Bereich des Darms enorme Probleme hat oder sich einfach in professionelle Hände begeben möchte, ist hier sicherlich gut beraten.

Der Aufbau der Darmflora ist einfach und wesentlich unspektakulärer, als man annimmt!

Welche Vitalstoffe du jetzt dringend brauchst ...

Im ersten Kapitel hast du schon gelesen, warum es während und nach der Pilleneinnahme zu diversen Mängeln kommen kann. Jetzt gilt es, diese Mängel zu beheben. Schauen wir uns noch mal an, um welche Vitalstoffe es geht:

Fehlende Vitamine
Folsäure
Vitamin B6
Vitamin B12
Vitamin C
Vitamin D
Vitamin E

Fehlende Mineralstoffe
Eisen
Magnesium
Mangan
Jod
Selen
Zink

NEHMEN WIR NICHT GENUG VITALSTOFFE ÜBER DIE NAHRUNG AUF?

Eindeutig: nein. Die Feststellung der meisten Ärzte, dass wir genügend Vitalstoffe aufnehmen, solange wir uns gesund und abwechslungsreich ernähren, ist mittlerweile überholt.

Ernährungswissenschaftler haben festgestellt, dass unsere Nahrungsmittel schon lange nicht mehr so viele Vitamine und Mineralien beinhalten wie noch in den 70er-Jahren. Nur als Beispiel: Paprika hat heute 31 Prozent weniger Vitamin C, Äpfel haben 41 Prozent an Vitamin A eingebüßt, und Brokkoli hat nur noch die Hälfte an Eisen. Es bleibt uns also nichts anderes übrig, als Vitalstoffmängel über Nahrungsergänzungsmittel (NEM) zu beheben.

> Jetzt bitte nicht einfach das nächste Reformhaus oder die nächste Apotheke stürmen, um dich mit NEMs einzudecken, denn vorher solltest du einiges wissen.

VITAMINE

Sie werden in zwei Gruppen eingeteilt: wasserlösliche und fettlösliche. Wasserlösliche Vitamine kann der Körper nicht besonders gut speichern, deshalb wird ein Zuviel einfach wieder über die Nieren ausgeschieden. In diese Gruppe gehören Vitamin C, B6 und B12, wobei B12 eine Ausnahme bildet, da dieses von der Leber gespeichert wird. Fettlösliche Vitamine hingegen werden vom Körper sehr gut gespeichert, wodurch es also schon zu Überdosierungen kommen kann, wenn man NEMs über einen längeren Zeitraum einnimmt. Hierzu gehört Vitamin D.

MINERALSTOFFE

Sie werden ebenfalls in zwei Gruppen unterteilt: Mengen- und Spurenelemente. Während wir von Mengenelementen wie Magnesium höhere Dosen brauchen, benötigen wir von Spurenelementen wie Zink, Selen, Eisen, Mangan und Jod nur winzige Mengen.

Da sich Mineralstoffe gegenseitig beeinflussen können, also andere in ihrer Wirkung fördern oder hemmen, ist die richtige Kombination sehr wichtig. Beispiel: Nimmt man über längere Zeit Zink ein, rauscht der Kupferwert in den Keller. Deshalb ist es besser, sich hier vom Arzt oder Apotheker beraten zu lassen oder aber auf ein hochwertiges Kombipräparat zurückzugreifen. Da es zu Überdosierungen durch NEMs bei Eisen, Selen, Mangan und Jod kommen kann, besser vorher die Blutwerte beim Arzt bestimmen lassen.

WIE SEHEN DIE EMPFOHLENEN WERTE AUS?

Grundsätzlich muss zum Thema Normbereiche von Blutwerten zuerst noch etwas Wichtiges angemerkt werden. Normbereiche oder auch Referenzbereiche entstehen, indem man sehr vielen gesunden Menschen Blut abnimmt.

95 Prozent dieser gemessenen Werte werden dann als Referenzbereich definiert. Es bleiben also noch fünf Prozent gesunde Menschen übrig, deren Wert eigentlich normal ist, obwohl er außerhalb des Referenzbereiches liegt. Das bedeutet, dass Referenzbereiche nicht für jeden Mensch aussagekräftig sind. Es kann also gut sein, dass du zu den fünf Prozent gehörst, für die diese Referenzwerte nicht zutreffen, d. h., dein Wert könnte außerhalb des Referenzbereichs liegen und hätte trotzdem keinen Krankheitswert. Aber eben auch im Umkehrschluss, dass du zwar innerhalb des Referenzbereiches liegst, aber trotzdem krank bist bzw. einen Mangel hast.

> **Also nicht nur auf die Blutwerte schauen, sondern auch und hauptsächlich auf die bestehenden Beschwerden (siehe Kapitel »Verstehen – Vitalstoffe«, Seite 38 ff.)**

Da es seit vielen Jahren heiße Diskussionen gibt und sogar ganze Bücherreihen darüber verfasst wurden, wie die idealen Werte für Eisen/Ferritin und Vitamin D auszusehen haben, hier ein paar Infos dazu.

Die Normwerte für **Vitamin D** sind zwar je nach Labor etwas unterschiedlich, dennoch liegt der Bereich für gute Normalwerte meist im Bereich zwischen 35 und 60 ng/ml. Allerdings empfehlen Vitamin-D-Spezialisten mittlerweile einen Wert von mindestens 50 ng/ml, besser sogar zwischen 50 und 80. Leider kennt nicht jeder Arzt diese Empfehlungen, und so kann es passieren, dass dir dein Hausarzt sagt, dass du mit 30 oder 40 ng/ml noch sehr gut versorgt bist und kein Vitamin D benötigst. Das ist nicht richtig!

Um einen Mangel an **Eisen** festzustellen, reicht es nicht, lediglich den Hämoglobin- oder Eisenwert zu bestimmen, denn diese zeigen nur, wie viel Eisen aktuell im Blut ist, nicht aber, ob deine Eisenspeicher gefüllt sind. Dafür ist der Ferritin-Wert notwendig. Er zeigt, wenn die Eisenspeicher sich zu leeren beginnen oder aber schon leer sind. Die Ferritin-Normwerte für Frauen liegen laut Leitlinien bei 15 bis 150 µg/l. Auch hier empfehlen Spezialisten ganz andere Werte, denn sie haben festgestellt, dass die Wohlfühlzone bei ca. 200 µg/l liegt.

WAS KANN IM BLUT NICHT GESEHEN WERDEN?

Da manche Vitalstoffe mehr in den Zellen vorliegen, also in Muskeln, Knochen usw., und nur ganz wenige im Blut, sind diese Blutwerte logischerweise nicht besonders aussagekräftig. Zum Beispiel befinden sich 95 Prozent des Gesamt-Magnesiums in den Zellen und nur fünf Prozent im Blut. Beim Zink sind es sogar 98 Prozent in den Zellen und nur zwei Prozent im Blut. Das bedeutet, auch wenn der Blutwert in Ordnung ist, kann ein Mangel in den Zellen vorliegen. Hier gibt also das Beschwerdebild die beste Auskunft.

MUSS ICH BEIM KAUF VON NEMS ETWAS BEACHTEN?

Ja! Falls ihr euch NEMs kaufen wollt, dann bitte nicht die Billigsorte aus dem Supermarkt. In diesen günstigen Produkten sind oft zu wenig Vitamine oder Mineralstoffe enthalten oder in einer Form, die vom Körper nicht so gut aufgenommen werden kann.

Auch das Verhältnis der Vitalstoffe zueinander wird nicht immer beachtet. Ganz abgesehen von den vielen Füllstoffen, die wir unserem Körper nicht auch noch antun müssen.

Also bitte immer möglichst NEMs aus natürlichen Quellen verwenden!

Ein letzter Hinweis: Die Vitalstoffe in den meisten NEMs werden chemisch hergestellt. Die heutige Nahrungsergänzungsmittelherstellung arbeitet mit Hochleistungstechnologie. Damit diese Großproduktion einwandfrei läuft, werden bestimmte Hilfsstoffe zugegeben, die nur der besseren und effizienteren Herstellung dienen, aber nichts mit dem eigentlichen NEM zu tun haben (z.B. Talkum, Siliciumoxid usw.). Dagegen ist in erster Linie nichts zu sagen. Doch da Hilfsstoffe immer auch Allergien und Unverträglichkeiten auslösen können, sind NEMs mit möglichst wenig Hilfsstoffen und am besten aus natürlichen Quellen den chemischen vorzuziehen. Beispielsweise gibt es tolle Produkte mit Vitamin C aus der Acerolakirsche oder Jodpräparate aus Seetang.

Wie du siehst, gibt es einiges zu beachten. Deshalb also bitte lieber mit dem Arzt bzw. mit dem Heilpraktiker besprechen oder den Apotheker befragen, bevor du zu NEMs greifst.

Zyklusbooster und Co.

Ja, es gibt sie, und sehr wahrscheinlich wirst du das ein oder andere Mal schon von ihnen gelesen haben: Die Art Mittelchen, von denen gesagt wird, sie könnten deinen Zyklus wiederherstellen oder ausgleichend auf deinen Hormonhaushalt wirken.

Ich möchte diese kleinen Helfer keinesfalls schlechtreden! Sie haben definitiv ihre Daseinsberechtigung, und meistens wirken sie tatsächlich auch ganz gut.

NUN KOMMT DAS GROSSE ABER ...

Sie werden leider häufig viel zu früh eingesetzt und meistens auch nicht unbedingt richtig. Alles, was eine Wirkung hat, besitzt auch eine Nebenwirkung. Und so ist es auch bei pflanzlichen Mitteln und der Homöopathie. Dir sollte mittlerweile klar sein, wie fragil unser Hormonsystem ist, und auch ungefährlich wirkende Mittel sind in der Lage, es völlig durcheinanderzubringen.

Ich möchte sie dir natürlich trotzdem nicht vorenthalten. Aber bitte, wenn du etwas davon verwenden möchtest, mach das frühestens drei Monate nach dem Absetzen und am besten in Absprache mit einem Arzt oder Heilpraktiker.

HORMON-DETOX

Es gibt zwei relativ bekannte Mittel, die Xenoöstrogene – also u. a. die synthetischen Östrogene der Pille – ausleiten können. Hormatrix ist eines der beiden. Es ist in homöopathischer Form und in verschiedenen Varianten – je nach Wirkstoff der Pille – erhältlich. EstroBlock hingegen beruht auf pflanzlicher Basis und besteht hauptsächlich aus Kreuzblütlern, denen eine tolle entgiftende Wirkung nachgesagt wird.

HORMONELLE UNTERSTÜTZUNG

Zur hormonellen Unterstützung gibt es sowohl pflanzliche Mittel wie Mönchspfeffer, Ashwagandha und Yamswurzel als auch homöopathische wie Sepia, Pulsatilla oder Folliculinum. Ebenso wie bei den eben erwähnten Detoxmitteln wirken sie sehr stark und sollten deshalb nicht ohne Absprache mit einem Arzt oder Heilpraktiker und am besten erst nach Klärung des aktuellen Hormonstatus eingenommen werden.

ZYKLUSTEE – DIE SANFTE UNTERSTÜTZUNG

Es gibt je nach Beschwerdebild verschiedene Zyklusteesorten. Sie enthalten Heilkräuter, die in der Lage sind, verschiedene Hormone anzuregen. Deshalb gibt es Tees speziell für die erste Zyklushälfte sowie für die zweite und auch Tees, die auf die verschiedenen PMS-Typen ausgerichtet sind, bei Menstruationsbeschwerden oder Kinderwunsch helfen. Sie alle können zwar ebenso in das Hormonsystem eingreifen, machen das aber auf sehr sanfte und ungefährliche Weise. Doch auch hier gilt:

1

Frühestens drei Monate
nach dem Absetzen der
Pille!

2

Nicht ohne Absprache mit dem
Arzt oder Heilpraktiker (außer
bei Zyklustees)!

3

Immer zuerst einen
Hormonstatus machen
lassen!

Es ist nicht genug zu wissen,
Es ist nicht genug zu wollen,

man muss auch anwenden.
man muss auch tun.

JOHANN WOLFGANG VON GOETHE

Wie du dich am besten im Ärzte-Dschungel zurechtfindest ...

Im Normalfall startet die Reise entweder beim Hausarzt oder beim Gynäkologen. Findet einer dieser beiden Ärzte Auffälligkeiten im Blutbild, wird man anschließend an den jeweiligen Facharzt überwiesen. Dies können in verschiedenen Fällen folgende sein:

INTERNIST

Ein Internist ist zuständig für die gesamte innere Medizin. Sie befasst sich mit dem Aufbau, der Funktion und den Erkrankungen sämtlicher Organsysteme unseres Körpers. Ein Facharzt für Innere Medizin ist auf die Vorbeugung, Erkennung und Behandlung von Fehlfunktionen unserer Körpersysteme spezialisiert. Wird eine Fehlfunktion gefunden, folgt meist die Überweisung an einen weiteren Facharzt.

ENDOKRINOLOGE

Eigentlich genau der richtige Ansprechpartner für Hormonprobleme, da dieses Fachgebiet sich mit allen Hormonen befasst. Die Endokrinologie ist die Lehre von den endokrinen Drüsen oder »Drüsen innerer Sekretion«. Hierzu gehören beispielsweise die Schilddrüse, die Nebennieren, die Hirnanhangsdrüse, die Bauchspeicheldrüse und natürlich auch die Ovarien.

RADIOLOGE

Hier landen meist nur die Patienten, bei denen eine Schilddrüsenfunktionsstörung vermutet wird. Zur genauen Schilddrüsendiagnostik gehören neben der Auswertung der Blutwerte auch die Schilddrüsensonografie (Ultraschall) und die Schilddrüsenszintigrafie.

Wenn man Glück hat, bekommt man von einem dieser Ärzte schon die passende Hilfe. Leider ist das aber eher selten der Fall. Bei den meisten Betroffenen erfolgt nicht einmal die Überweisung zum Facharzt, weil spezielle Untersuchungen nicht als notwendig angesehen werden. Selbst wenn der lang ersehnte Termin beim Facharzt stattfindet, ist nicht immer automatisch Hilfe in Sicht, denn auch beim Facharzt kann es passieren, dass nur oberflächlich untersucht wird. Sind dann beispielsweise die Schilddrüsenwerte (die meist zuerst untersucht werden) in Ordnung, gilt man ganz schnell als »kerngesund«.

Und wenn man ganz viel Pech hat, wird man – nachdem man seine Beschwerden trotz guter Werte beteuert – als Hypochonder oder psychisch labil abgestempelt. Nicht wenige Betroffene werden während oder auch nach der Verwendung hormoneller Verhütungsmittel mit Psychopharmaka behandelt.

Viele Wege führen nach Rom oder zum richtigen Arzt ...

Falls der »normale« Weg in einer Sackgasse endet, hat man als Patient allerdings immer noch Möglichkeiten, für seine Gesundheit zu kämpfen.

Alternativ behandelnde Gynäkologen behandeln sowohl schulmedizinisch als auch naturheilkundlich, kennen sich sehr gut mit Hormonen aus und beraten gern auch beim Thema hormonfreie Verhütung.

Ärzte, die unabhängig von der Pharmaindustrie arbeiten und einem keine Medikamente andrehen, die nicht sein müssten, sind die bessere Wahl. Das Verzeichnis dieser (wie sie sich selbst nennen) »unbestechlichen Ärzte« findest du auf mezis.de.

Heilpraktiker, die leider von vielen Patienten unterschätzt und nicht richtig ernst genommen werden, können helfen. Sie nehmen sich Zeit, gehen auf jeden Patienten ein und versuchen nicht, Symptome nur oberflächlich zu behandeln, sondern die Ursache für die Probleme zu finden und zu heilen. Auch hier gibt es verschiedene Fachbereiche. Ich rate dazu, nach einem Heilpraktiker zu suchen, der sich auf Frauenheilkunde spezialisiert hat.

Mediziner, die sich auf die Behandlung mit bioidentischen Hormonen und orthomolekulare Medizin (Vitamine, Mineralien, Mikronährstoffe, etc.) spezialisiert haben, um Rat fragen.

Die Hormone sind nicht immer schuld ...

Die größte Angst nach dem Absetzen der Antibabypille ist eigentlich in den meisten Fällen die vor hormonellen Beschwerden, wie z. B. eine schmerzhafte Periode, unregelmäßige Zyklen, PMS, ausbleibende Menstruation oder PCOS. Auch Haarausfall und Hautunreinheiten werden mit den Hormonen in Verbindung gebracht.

Dass die meisten Probleme nach dem Absetzen der Pille aus ganzheitlicher Sicht definitiv nicht von hormonellen Schwankungen kommen, ist vielen gar nicht bewusst. Deshalb führen diese Ängste dazu, dass Frauen am liebsten sofort nach dem Absetzen der Pille die nächstbeste Praxis stürmen und alles testen lassen, was das Labor zu bieten hat. Aber gerade hormonelle Werte – und dazu zählen auch Schilddrüsenwerte – liefern in den ersten Zyklen keine verwertbaren Aussagen.

BLUTWERTE, DIE NICHTS BRINGEN ...

Wie gesagt sind es hauptsächlich die Hormonwerte, für die sich Frauen während ihren ersten natürlichen Zyklen interessieren. Genau die sind es aber, die in dieser Zeit absolut nichts aussagen. Die Pille und die darin enthaltenen synthetischen Hormone haben Einfluss auf das gesamte endokrine System, auf den Vitalstoffhaushalt, die Leber und den Darm. Auch wenn niemand darüber spricht und es auch gern geleugnet wird, ist das eine Tatsache, die sich einfach nicht abstreiten lässt. Alle hormonproduzierenden Organe in unserem Körper beeinflussen sich ständig in jeder Sekunde unseres Lebens gegenseitig. Sie sind voneinander abhängig und haben diverse Wechselwirkungen. Die Pille beeinflusst zwar »nur« die Sexualhormone, dadurch aber indirekt auch das ganze endokrine System.

Das bedeutet, die Pille beeinflusst ungewollt auch die Schilddrüse und die Nebennieren.

Man geht davon aus, dass der Körper nach dem Absetzen der Antibabypille mindestens drei Monate braucht, um die synthetischen Hormone zum größten Teil auszuscheiden. Das bedeutet aber noch lange nicht, dass er es in diesem Zeitraum auch schafft, das gesamte System wieder reibungslos und selbstständig anzuschmeißen. Hat man seine Eierstöcke über Jahre oder vielleicht sogar Jahrzehnte abgeschaltet, brauchen sie genügend Zeit, um wieder anzuspringen.

Wie lange es dauert, bis der Körper wieder gelernt hat, allein klarzukommen, und auch tatsächlich alle Organe mitspielen, ist von Frau zu Frau verschieden. In dieser Erholungs- und Regenerationszeit Schilddrüsenwerte oder einen Hormonstatus machen zu lassen, ist deshalb meiner Meinung nach völlig sinnlos.

WIE DIE HORMONE EINER FRAU NACH DER PILLE AUSSEHEN ...

Selbstverständlich lässt sich diese Aussage nicht pauschalisieren, aber viele Frauen haben in den ersten Monaten bzw. Zyklen nach dem Absetzen der Pille sehr ähnliche Hormonwerte:

TSH	→	**erhöht**
Cortisol	→	**erhöht**
DHEA	→	**erhöht**
Testosteron	→	**erhöht**
Östrogen	→	**erhöht oder zwar niedrig, aber im Verhältnis zum Progesteron erhöht**
Progesteron	→	**zu niedrig**

Und das ist auch absolut kein Wunder. Ganz abgesehen davon, dass Blutwerte immer nur eine Momentaufnahme sind, hat die Pille wie gesagt einen enormen Einfluss auf das ganze Hormonsystem. Der Körper braucht also erst mal eine ganze Weile, bis er das Chaos beseitigt hat. Und solange er das nicht geschafft hat, werden die Werte auch nicht zufriedenstellend ausfallen. Es kann also durchaus sein, dass die Schilddrüsenwerte (TSH) zunächst auf eine Unterfunktion hinweisen, denn auch die Schilddrüse reagiert sowohl auf die Einnahme als auch auf das Absetzen der Pille. Genau das Gleiche trifft auf die Nebennieren zu, die entweder viel zu viel Cortisol (ggf. auch Adrenalin) ausschütten oder schon so ausgelaugt sind, dass der Cortisolwert viel zu niedrig ist.

Am offensichtlichsten sollte aber sein, dass gerade die Sexualhormone in den ersten natürlichen Zyklen nicht im Normbereich liegen. Vielen ist nicht bewusst, dass sie mit der Einnahme der Antiba-

bypille die eigene Produktion von Östrogenen und Progesteron über viele Jahre abgeschaltet haben. Es braucht einfach seine Zeit, bis alles wieder reibungslos funktioniert.

Schauen wir uns das anhand eines Beispiels an und nehmen das erwähnte zu niedrige Progesteron. Wir wissen mittlerweile, dass ohne Eisprung kaum körpereigenes Progesteron gebildet werden kann. Da nicht jede Frau nach dem Absetzen hormoneller Verhütung sofort und in jedem Zyklus wieder einen Eisprung hat, fehlt es natürlich an Progesteron. Das fehlende Progesteron führt zu einer Östrogendominanz, die meist auch noch erhöhte männliche Hormone mit sich bringt.

Diese Werte haben also alle ihren Grund und sind direkt nach dem Absetzen der Pille nicht außergewöhnlich. Von daher ist es kein Wunder, dass die Werte in den ersten Monaten nicht denen aus dem Lehrbuch entsprechen.

VON EINER PILLE ZUR NÄCHSTEN ...

Dieser Drang, die Hormonwerte kontrollieren zu lassen, führt am Ende nur dazu, dass Frau gleich die nächste Tablette bekommt. Das liegt hauptsächlich daran, dass die Schulmedizin eben genau so funktioniert. Geht man also mit dem Beschwerdebild zum Arzt und lässt die besagten Werte bestimmen, die dann meist so aussehen wie oben aufgeführt, wird der Arzt versuchen, diese schlechten Werte zu behandeln. Eigentlich kann man es den Ärzten auch nicht verübeln, denn sie sind darauf programmiert, ihren Patienten zu helfen und Symptome zu behandeln.

Zeigt also beispielsweise der Schilddrüsenwert Auffälligkeiten, wird man wahrscheinlich mit einem Rezept für Schilddrüsentabletten nach Hause gehen. Woher diese »schlechten« Werte kommen und ob sich das Schmetterlingsorgan in den nächsten Monaten vielleicht von ganz allein wieder berappelt hätte oder vielleicht nur ein paar Vitalstoffe gefehlt hätten, wird in den meisten Fällen nicht berücksichtigt.

Gibt es Auffälligkeiten bei den Sexualhormonen, wird den Patientinnen sehr oft erzählt, dass ihr Körper ohne Pille nicht zurechtkommt. Und schon haben sie ein Rezept für eine neue Pille in der Hand, insbesondere dann, wenn die männlichen Hormone erhöht sind. Leider wird auch hier nicht nach den Ursachen geschaut. Und selbst wenn, wird das Absetzen der Pille als möglicher Grund nicht ernst genommen. Und so kommt man ganz schnell von einer Pille auf direktem Weg zur nächsten.

VITAMINE UND MINERALSTOFFE
Die Antibabypille sorgt leider auch häufig für einen Mangel an diversen Vitaminen und Mineralstoffen. Dummerweise fallen darunter einige, die extrem wichtig für unsere Hormonproduktion, die Blutzuckerkontrolle, das Immunsystem und die Schilddrüse sind. Wenn man sich nach dem Absetzen hormoneller Verhütungsmittel mit Blutwerten auseinandersetzen möchte, dann bitte mit diesen. Im Gegensatz zu den bereits erwähnten Hormonwerten sind Vitalstoffwerte auch aussagekräftig und durchaus hilfreich.

Anhand dieser Blutwerte lassen sich eventuelle Mängel bestimmen, die dann mithilfe eines Arztes oder Heilpraktikers behoben werden können. Damit kann man den Körper sehr gut unterstützen. Und vielleicht verschwinden dann auch schon einige Beschwerden, die ihr eigentlich den Hormonen zugeschrieben hattet.

Die Bestimmung von Vitalstoffen müssen beim Arzt oder im Labor direkt angefragt werden. In einem kleinen oder großen Blutbild sind diese Werte nicht enthalten. Es kann durchaus sein, dass ihr einen Teil der gewünschten Blutwerte selbst zahlen müsst. Das kommt aber ganz individuell auf die angeforderten Werte und auch auf den Arzt an.

Hormonstatus ... aber wie?

SPEICHEL ODER BLUT?
Ein Hormonstatus – also den aktuellen Hormonzustand – kann man auf zwei Arten bestimmen, durch eine Blutuntersuchung oder eine Speichelanalyse. Seit vielen Jahren schon sind die Meinungen darüber sehr gespalten, welche der beiden Methoden aussagekräftiger ist. Diese beiden Herangehensweisen unterscheiden sich von Grund auf. Bei einer Hormonbestimmung im Blut werden sowohl die ungebundenen, also die tatsächlich wirksamen Hormone, als auch die an Proteine gebundenen und dadurch inaktiven Hormone gemessen. Von letzteren befinden sich ca. 95 bis 98 Prozent im

Blut. Im Speichel hingegen werden nur die aktiven Hormone dargestellt. Gerade für Laien ist das natürlich besser zu deuten. Ich persönlich finde, beide Herangehensweisen haben ihre Daseinsberechtigung, solange der behandelnde Arzt oder Heilpraktiker die Befunde richtig interpretieren und die Patientin daraufhin therapieren kann.

KOSTENÜBERNAHME

Die Kosten für einen gewöhnlichen Blut-Hormonstatus werden von den meisten Krankenkassen übernommen. Allerdings kommt es immer auf die Arztpraxis und deren Budget an, ob der Arzt dir den Test kostenfrei anbietet oder in Rechnung stellen möchte. Sollte er dir keinen kostenlosen Hormonstatus anbieten, wende dich am besten an deine Krankenkasse. Speicheltests hingegen werden von Krankenkassen im Normalfall nicht übernommen. Diese Kosten musst du selbst tragen, und das unabhängig davon, ob der Test von einem Arzt oder Heilpraktiker angeordnet wurde oder du ihn in Eigeninitiative machen möchtest.

SELBST TESTEN

Es gibt verschiedene Labore, die Speicheltests anbieten. An dieser Stelle möchte ich einige nennen, mit denen ich selbst und auch alle mir bekannten Heilpraktiker und Ärzte arbeiten, mit denen ich bisher in Kontakt stand. Sowohl bei Censa als auch bei Medivere, Verisana und FEMNA Lab kann man Test-Sets für einen Hormonstatus online bestellen. Das Testkit kommt dann mit genauer Anleitung, Proberöhrchen und Versandtasche für die Rücksendung bei dir zu Hause an. Sobald man mit dem Testvorgang fertig ist, schickt man die Probe per Post zurück ans Labor und bekommt etwa zehn Tage später die Ergebnisse. Tolle Sache!

Auf einen kleinen, aber wichtigen Unterschied möchte ich jedoch hinweisen: Während man bei Medivere nur die reinen Werte als Befund erhält, die man anschließend mit einem Arzt oder Heilpraktiker besprechen muss, versenden Censa und Verisana zusätzlich eine kleine schriftliche Auswertung, um den Befund besser zu verstehen. FEMNA Lab geht hier noch einen Schritt weiter und ist deshalb gerade für Laien die beste Option. Hier sind im Preis des Testkits nicht nur die Werte enthalten, sondern auch noch eine persönliche, telefonische Beratung durch eine erfahrene Heilpraktikerin. Sie erklärt dir nicht nur deinen Befund ganz genau, sondern gibt dir auch Empfehlungen zu Ernährung, Vitalstoffen und Lebensstil, die auf deine Hormonsituation zugeschnitten sind. Ein sehr hilfreicher Service wie ich finde.

Je nachdem, welche Hormone bestimmt werden sollen, belaufen sich die Kosten auf 60,– bis 160,– Euro.

WAS UND WANN TESTEN LASSEN?

Gerade wenn es der erste Hormonstatus ist, würde ich einen ausführlichen Test empfehlen. Neben Östrogen (E2, E3) und Progesteron sollten auch DHEA, Cortisol und Testosteron getestet werden. Wichtig ist auch der Östrogen-Progesteron-Quotient, der ausschlaggebend dafür ist, ob eine Östrogendominanz vorliegt oder nicht. Der Test sollte frühestens drei Monate nach dem Absetzen, besser aber sechs Monate später durchgeführt werden.

Qual der Wahl nach dem Absetzen der Pille

Nachdem du dich von der hormonellen Verhütung verabschiedet hast, steht dir die gesamte Welt der natürlichen Verhütung zur Verfügung. Eigentlich ist wirklich für jede Frau in jeder Lebenssituation etwas Passendes dabei. Angefangen ganz klassisch beim Kondom über NFP (Natürliche Familienplanung), Zykluscomputer oder die verschiedenen neuen Varianten der Spirale, je nachdem, mit welcher Methode du dich persönlich am wohlsten fühlst.

Bevor wir uns die Methoden gleich genauer ansehen, eines noch vorab: Die Hormonspiralen Jaydess und Mirena, die Dreimonatsspritze, das Verhütungsstäbchen bzw. Implantat sowie der Nuvaring sind keine hormonfreien Alternativen!

Sie alle enthalten Hormone, genau wie die Pille. Nur mit dem Unterschied, dass man sie nicht selbstständig absetzen kann, wenn man merkt, dass man sie nicht verträgt. Ein weiterer Mythos, der sich die letzten Jahre etabliert hat, ist: »Die Wirkstoffe der Hormonspirale wirken nur lokal an Ort und Stelle«. Das ist nicht wahr, sondern lediglich ein Verkaufsargument! Hormone können nicht lokal wirken! Sie gelangen immer und aus-

nahmslos auch in deinen Blutkreislauf. Sind sie dort erst mal angekommen, wirken sie – wie auch die Pille – in deinem ganzen Körper! Wechselst du also von der Pille auf Hormonspirale, Dreimonatsspritze, Verhütungsstäbchen bzw. Implantat oder Nuvaring kommst du vom Regen direkt in die Traufe!

DIE GROSSARTIGE WELT DER KUPFERSPIRALEN

Sie genießen bis heute nicht den besten Ruf: Spiralen. Allerdings zu Unrecht, denn in den letzten Jahren hat sich hier einiges getan. Doch leider hat sich die fantastische Entwicklung der Kupferspirale noch nicht bei jedem herumgesprochen, weder bei den Frauen noch bei den Gynäkologen. Es existieren viele Unwahrheiten über die Spirale. Schauen wir uns die gängigsten an:

· Unter der Spirale hat man eine stärkere Periode und ein erhöhtes Risiko für Gebärmutterentzündungen.
· Von drohender Unfruchtbarkeit ist die Rede.
· Außerdem ist die Spirale für junge Mädchen und Frauen, die noch nicht geboren haben, absolut ungeeignet.

Diese Befürchtungen und Ängste stammen noch aus einer Zeit, in der es Spiralen nur in einer Einheitsgröße gab und auch noch keine modernen Ultraschallgeräte zum genauen Ausmessen der Gebärmutter vorhanden waren. Doch heute gehört all das der Vergangenheit an, heute sind all diese Ängste einfach unbegründet.

Ungefähr neun verschiedene Formen von Kupferspiralen in jeweils mehreren Größen sind momentan erhältlich, von denen nur drei Modelle für Frauen gedacht sind, die schon Kinder geboren haben. Der Rest ist problemlos auch bei jungen Frauen einsetzbar, die noch keine Kinder haben.

Erwähnen möchte ich hier die klassische T-Form mit geraden »Armen«, die es aber auch mit gebogenen Armen in Regenschirmform gibt. Neu auf dem Markt sind Kupferkette und Kupferball. Durch die mittlerweile erhältliche große Auswahl an Kupferspiralen lässt sich also für jede Frau die richtige Form und Größe finden.

Die Wirkweise ist bei allen Kupferspiralen die gleiche: Während Spiralen früher hauptsächlich dahingehend wirkten, dass sie allein durch ihr Vorhandensein bzw. ihre Größe den Spermien den Weg versperrten, sind es in den neueren Modellen hauptsächlich Kupferionen, die verhütend wirken. Kupferionen wirken nämlich spermienabtötend und verhindern so eine Befruchtung.

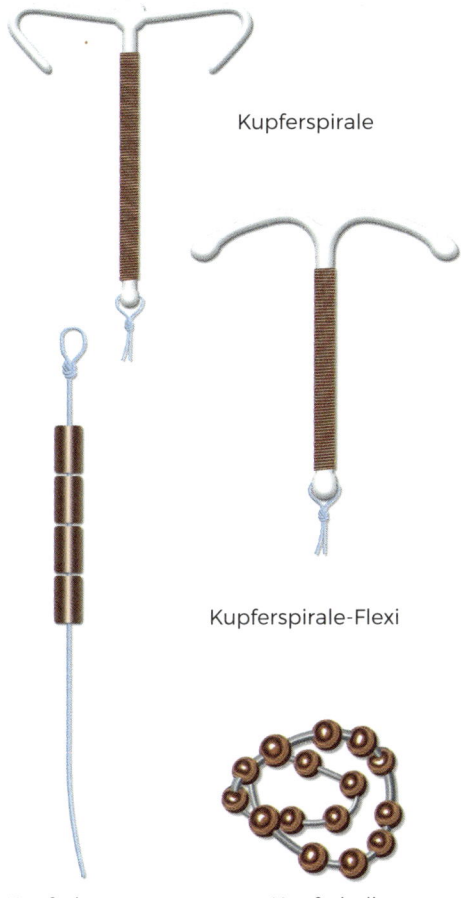

Kupferspirale

Kupferspirale-Flexi

Kupferkette   Kupferball

Die passende Form und Größe
Eine Gebärmutter kann von Frau zu Frau völlig anders aussehen. Dieses wichtige weibliche Organ gibt es tatsächlich in den verschiedensten Formen und Größen. Außerdem verändern sich auch noch Form und Größe im Laufe der Zeit. Aus diesem Grund ist es sehr wichtig, die passende Spirale (ggf. auch Kette oder Ball) zur jeweiligen Gebärmutter zu finden. Ist die Kupferspirale beispielsweise falsch geformt, zu klein oder zu groß, kann das zu diversen Problemen führen. Kupferspiralen können dann beispielsweise verrut-
schen, zu starken Schmerzen oder auch zu Entzündungen führen.

Wichtige Info für Post-Pill-Kupferspiralen!
Falls die Pille bereits in sehr jungen Jahren, also während der Pubertät eingenommen wurde, ist es möglich, dass die Gebärmutter sehr klein und daher für eine Spirale ungeeignet ist. Der Grund ist schnell erklärt: Die Gebärmutter konnte sich durch die Einnahme der Pille nicht

weiterentwickeln und somit auch nicht weiterwachsen. Die Rede ist hier von einem sogenannten präpubertären Uterus. Doch keine Sorge, dieses tolle Organ wächst nach dem Absetzen der Pille wieder. Ungefähr nach sechs bis zwölf Monaten hat die Gebärmutter dann ihre endgültige Größe erreicht und ist bereit für das Legen einer Kupferspirale.

Sollte die Gebärmutter gleich nach dem Absetzen schon »groß genug« sein und das Legen einer Spirale eigentlich kein Problem darstellen, ist es trotzdem besser, die erwähnten sechs bis zwölf Monate zu warten. Größe und Form des Uterus können sich nach dem Absetzen nämlich immer noch verändern, sodass die Kupferspirale nicht mehr richtig passt!

SYMPTOTHERMALE METHODE
Sie ist wohl die mit den meisten Vorurteilen behaftete Verhütungsmethode, die es gibt. Da uns in den letzten Jahrzehnten ununterbrochen eingetrichtert wurde, dass wir ohne Pille, Spritze, Stäbchen oder Spirale nicht sicher verhüten können, ist es fast unvorstellbar, dass es ganz ohne diese Mittel möglich ist. Ist es aber! Frauen, die sich auf diese Art der Verhütung eingelassen haben, sind mehr als zufrieden und voll und ganz überzeugt davon.

Das Prinzip dieser Verhütungsmethode liegt darin, dass sich durch die Veränderung der Temperatur, des Zervixschleims und des Muttermunds der eintretende Eisprung erkennen lässt und somit auch die Tage des Monats, in denen eine Befruchtung mög-

lich ist. So kann man die fruchtbaren Tage (Überlebensdauer der Spermien eingerechnet) auf etwa fünf bis sieben Tage pro Zyklus ermitteln. Während der fruchtbaren Zeit kann man dann zusätzlich mit einem Kondom oder Diaphragma verhüten.

Sind diese Tage vorbei, kann die Eizelle nicht mehr befruchtet werden, und man kann auch ohne zusätzliche Verhütung wieder Sex haben.

Fruchtbarkeit – Eizelle – Spermien
In etwa der Mitte des Zyklus erfolgt der Eisprung (Ovulation), bei dem die Eizelle in den Eileiter übergeht und für etwa 12 bis 18 Stunden befruchtungsfähig ist. Kommt es in dieser Zeit zu keiner Befruchtung durch ein Spermium, stirbt die Eizelle ab, und es kann zu keiner Schwangerschaft kommen. Spermien können in der Gebärmutter oder im Gebärmutterhals etwa drei bis fünf Tage überleben. Das bedeutet: Eine Befruchtung kann nur fünf Tage vor und maximal 18 Stunden nach dem Eisprung stattfinden.

Die wohl bekannteste Form der Sympto-thermalen Methode ist die »Natürliche Familienplanung (NFP) nach Sensiplan®«.

Die Entwicklung von Sensiplan® begann 1981 an der Heinrich-Heine-Universität in Düsseldorf und wird heute von der Arbeitsgruppe NFP verbreitet, gelehrt und weiterentwickelt. An der Spitze dieser Arbeitsgruppe steht ein interdisziplinär arbeitendes Team: Dr. Ursula Sottong, medizinische Leiterin der Arbeitsgruppe, Ärztin, Gesundheitswissenschaftlerin und NFP-Beraterin, Petra Klann-Heinen, Diplom-Pädagogin und pädagogische Leiterin, Agathe Lülsdorff und Marija Milcic sowie zahlreiche freie MitarbeiterInnen aus diversen medizinischen Bereichen. Sie sind auch Autoren des Buchs »Natürlich und sicher« und bieten ein bundesweites Kursangebot sowie NFP-Berater. Ursprünglich hieß diese Methode tatsächlich nur »Natürliche Familienplanung«, aber aufgrund des großen Verwirrungspotenzials sicherte sich die Arbeitsgruppe NFP den Markennamen »Sensiplan®«.

Für die Natürliche Familienplanung nach Sensiplan® gab es schon mehrere Studien zur Sicherheit und Anwendung. Laut diesen Studien traten bei 8.647 Zyklen nur drei unbeabsichtigte Schwangerschaften auf. Damit ist NFP nach Sensiplan® bei richtigem Gebrauch sogar sicherer als die Pille.

Natürliche Verhütung ist aber nur dann extrem sicher, wenn du die körperlichen Grundlagen und das Regelwerk verstanden hast. Keine App und kein Zykluscomputer auf dieser Welt kann dieses Basiswissen komplett ersetzen oder dir die Verantwortung abnehmen. Bevor du also startest, bereite dich vor. Du kannst das Standardwerk „Natürlich & sicher" lesen, eine Beratung bei den Kollegen von Sensiplan in Anspruch nehmen oder meinen NFP-Onlinekurs absolvieren. Mehr Infos zum NFP-Onlinekurs und einen Rabatt findest du am Ende dieses Buches.

DIAPHRAGMA

Das Diaphragma ist eine kuppelartige flexible Silikonkappe. Es ist ein Mittel zur Empfängnisverhütung für die Frau, das ohne Hormone auskommt. Es gehört zu den Barrieremethoden und verhindert, dass Samenzellen und Eizelle aufeinandertreffen.

Um das zu erreichen, bietet das Diaphragma zwei kombinierte Wirkmechanismen: Zum einen wird es direkt vor dem Muttermund platziert, sodass Spermien diesen nur sehr schwer erreichen können. Sollten doch ein paar starke Schwimmer ihrem Ziel zu nahe kommen, folgt die zweite Hürde: ein spermienhemmendes Gel. Diese Kombination macht den Muttermund für Spermien unzugänglich.

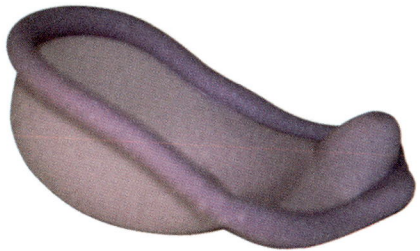

Caya Diaphragma

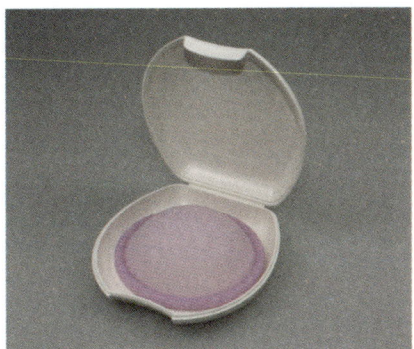

Milex Diaphragma

Das Diaphragma wird vor dem Geschlechts-verkehr eingeführt. Das passiert maximal zwei Stunden vorher oder direkt davor. Hier-zu wird zuerst ein spermienhemmendes Gel (Spermiostatika) oder eine spermienabtö-tende Creme (Spermizid) auf die Innenseite des Diaphragmas aufgetragen. Anschlie-ßend wird es eingeführt und platziert.

Im besten Fall lässt man sich das Dia-phragma einmalig von einem Gynäkolo-gen oder einer Hebamme anpassen und den richtigen Sitz überprüfen. So besteht keine Gefahr, dass doch was schiefgeht.

Aktuell gibt es ein Diaphragma in einer Einheitsgröße, das Caya Diaphragma. Die-se Größe passt ca. 75 Prozent aller Frauen. Sollte dieses aber nicht richtig passen, gibt es das SINGA® Diaphragma in etlichen Größen, angefangen bei 60 mm bis zu 90 mm Durchmesser. Da sollte tatsächlich für jede Frau das Passende dabei sein.

ZYKLUSCOMPUTER ... KLEINE, TOLLE HELFERLEIN

Ein Zykluscomputer ist ein nützliches, aber nicht gerade günstiges Hilfsmittel zur au-tomatisierten Feststellung der fruchtbaren Tage, indem sie den monatlichen Zyklus aufzeichnen, analysieren und daraus die fruchtbare Zeit errechnen.

Es gibt verschiedene Varianten dieser praktischen Helfer, die die fruchtbare Zeit mit jeweils anderen Methoden, Indikato-ren und Parametern bestimmen. Dem-entsprechend unterscheiden sie sich auch

in der Anwendung und müssen mit ver-schiedenen Informationen gefüttert wer-den. Generell zeigen diese Geräte an, ob zusätzlich verhütet werden muss, um eine Schwangerschaft zu vermeiden. Natürlich kann man das Wissen um die fruchtbare Zeit auch zur gezielten Schwangerschafts-planung nutzen. Meine persönlichen Fa-voriten sind Daysy und myWay. Soll eine Schwangerschaft absolut ausgeschlossen werden, sind Hormon-MessComputer wie der »Persona« nicht zu empfehlen, wie auch vom Hersteller angegeben.

Daysy

Der wohl kleinste, handlichste, niedlichs-te und auch in der Anwendung leichteste Zykluscomputer auf dem Markt ist Daysy! Anders als die gängigen Zyklushelferchen besitzt Daysy kein Display. Er zeigt dir den Status deiner Fruchtbarkeit durch ein ein-faches Ampelsystem an.

grün= nicht fruchtbar

rot = fruchtbar

gelb = Zyklusschwankungen
(potenziell fruchtbar)

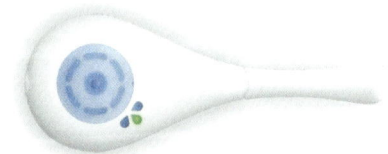

myWay

Der myWay ist ein echter Allrounder! Ein schicker, kleiner Computer mit Touch-screen zur täglichen Eingabe deiner Da-ten. Zudem ist er mit einem Temperatursensor verbunden, mit dem man morgens bequem seine Basaltemperatur messen kann. Mit dem myWay können nicht nur alle Daten erfasst und ausgewertet werden, die man von der symptothermalen Methode kennt, er kann mehr!

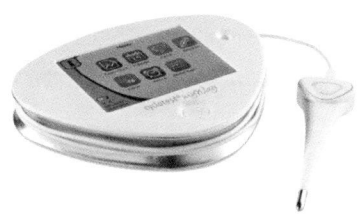

APP IST NICHT GLEICH APP

Verhütungs-Apps sind grundsätzlich eine gute Sache. Die richtige App kann bei korrekter Anwendung wirklich eine tolle Unterstützung bei der natürlichen Verhütung sein.

Mittlerweile gibt es von diesen Apps wirklich viele auf dem Markt, was die richtige Auswahl sehr schwer macht. Manche dieser Applikationen werten nach gängigen Sensiplan®-Regeln aus, andere mit eigens dafür entwickeltem Algorithmus, und wieder andere sind reine Zyklustracking-Apps oder Periodenkalender, die keinesfalls zur Verhütung geeignet sind. Vor der Wahl der richtigen App sollte man sich also dringend die Beschreibung durchlesen, um die Auswertmethode zu ermitteln.

Worauf solltest du achten?

Die App sollte sich mindestens an der symptothermalen Methode orientieren, im besten Fall nach einem anerkannten Regelwerk (z.B. NFP nach Sensiplan®, NER nach Rötzer).

Apps, die nur nach Temperatur oder Kalendertag auswerten oder nur die Periode voraussagen, sind nicht zuverlässig und meist auch nicht für die Verhütung gedacht!

Jede App funktioniert nur so gut wie ihre Anwenderin! Weißt du also nicht, wie du deinen Zervixschleim beurteilen oder wie du deine Temperatur messen sollst, mach dich vorher schlau, sonst kommt es zu Eingabe- und somit zu Auswertungsfehlern. Lies dir die Anleitung immer aufmerksam durch, und achte auf Messzeit, Messzeitraum und Benennung bzw. Kürzel für die einzutragenden Symptome.

Die Art der Auswertung, also wie der Berechnungsalgorithmus der App programmiert ist und nach welchem Regelwerk dieser arbeitet, ist ausschlaggebend. Steht bei einer App, sie wertet nach der symptothermalen Methode aus, bedeutet das, dass sie mindestens drei Parameter von dir benötigt: deine morgendliche Basaltemperatur, deine Periode und deinen Zervixschleim (oder Muttermundbeschaffenheit, je nach App). Das bedeutet jedoch nicht, dass sie nach anerkannten Regeln wie z.B. NFP nach Sensiplan® auswertet, denn die symptothermale Methode an sich hat keine festen Regeln! Meistens werten Apps, die diese Angaben gemacht haben, also nach eigenem Algorithmus aus. Steht in einer App-Beschreibung, dass sie regelkonform auswertet, stellt sich also die Frage, nach welchen Regeln sie das tut. Wenn das nicht klar erkennbar ist, wende dich am besten an den jeweiligen Support, um sicherzugehen.

APPs, die ich nach eingehender Überprüfung guten Gewissens weiterempfehlen kann, sind z. B. myNFP, NEOME, Ovy und Ladycycle.

NEUE TOOLS ZUR NATÜRLICHEN VERHÜTUNG!

Auf dem Markt der natürlichen Verhütung hat sich einiges getan! Das wurde definitiv auch Zeit. Ende 2018 kamen drei neue Tools auf den Markt, die die hormonfreie Verhütung für viele Frauen erleichtern. Die Rede ist von neuen Messsensoren bzw. Thermometern, die sich via Bluetooth mit der dazugehörigen App verbinden und die Temperatur automatisch übertragen. Wem es also bisher zu anstrengend war, die Temperatur morgens manuell in sein Smartphone oder Tablet zu tippen, oder aufgrund von verschiedenen Aufwachzeiten keine auswertbare Temperaturkurve verzeichnen konnte, darf sich jetzt freuen!

Ovy

Die Schwestern Lina und Eva Wüller sind die Gründerinnen von Ovy. Die beiden Visionärinnen arbeiteten die letzten Jahre gemeinsam an dem perfekten Bluetooth-Thermometer, das sie mit ihrer App verbinden können. Ende 2018 ist ihnen das endlich gelungen. Das Bluetooth-Thermometer von Ovy ist nicht nur optisch genial, sondern bringt auch einige tolle Funktionen mit, natürlich neben der Tatsache, dass es via Bluetooth die Temperatur in die App überträgt.

Seit Anfang 2019 sind alle Ansichten, Temperaturkurven und die Fruchtbarkeitsanzeige zu 100 Prozent regelkonform. Die Ovy-App richtet sich aber nicht nur an Frauen, die NFP nach Regelwerk nutzen möchten, sondern auch an diejenigen, die ihren Zyklus ohne Verhütungszweck nur beobachten wollen oder einen Kinderwunsch haben. Deshalb gibt es drei Modi (Körper kennenlernen, Kinderwunsch und Empfängnisregelung (NFP)), zwischen denen gewählt werden kann. Um die App also regelkonform zu nutzen, muss der Modus "Empfängnisregelung (NFP)" im Profil ausgewählt werden.

Da das Thermometer nicht von der App abhängig ist, kann man es auch für handschriftliches NFP mit klassischem Zyklusblatt und Stift nutzen. Grund: Das Ovy-Thermometer hat eine sehr gute Temperaturanzeige, die Messwerte der letzten 30 Tage sind sichtbar und das alles auch ohne die App.

Mal abgesehen davon, dass es schon durch seine Optik besticht, hat das Bluetooth-Thermometer von Ovy noch einige andere tolle Eigenschaften. Besonders positiv aufgefallen ist mir die beleuchtete Temperaturanzeige, die wirklich gut gelungen ist, und der flexible Messfühler, der die Messung sowohl oral als auch vaginal sehr angenehm macht. Was aber viel wichtiger ist, sind die technischen Vorteile dieses kleinen Geräts!

- Übertragung der Daten, ohne die App zu öffnen

- Speichern von bis zu 30 Messungen auf dem Gerät, so muss nicht täglich synchronisiert werden
- Aufladen des Thermometerakkus mit dem enthaltenen USB-Kabel
- Akkulaufzeit reicht für rund 80 Messungen
- Schalten des Signaltons bei Beendigung der Temperaturmessung auf stumm oder Vibration
- Dreiminuten-Standardmesszeit nach Regelwerk
- flexible Messspitze für die orale und vaginale Messung

eine konstante Basaltemperatur zu ermitteln. Das ist gerade für Frauen interessant, die beispielsweise durch Schichtarbeit keinen regelmäßigen Schlafrhythmus haben. Auch der Trackle überträgt die Temperaturdaten an die dazugehörige App.

- Trackle besteht aus medizinischem Silikon
- durch die Form und Größe angenehm zu tragen
- ermöglicht auch bei unregelmäßigen Aufwachzeiten auswertbare Temperaturkurven
- Lebensdauer des Sensors beträgt zwei Jahre und muss danach durch einen neuen ersetzt werden
- Die Datenübertragung findet nur statt, wenn das Gerät in seine dazugehörige Box gelegt wird, um den Körper beim Tragen keinen Strahlen auszusetzen
- kann einfach mit Wasser gereinigt werden

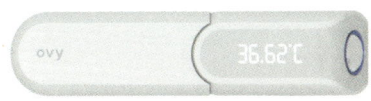

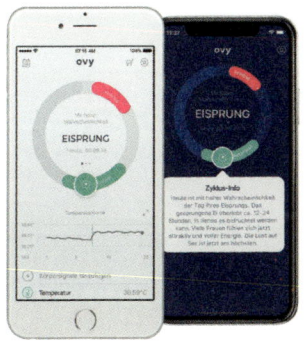

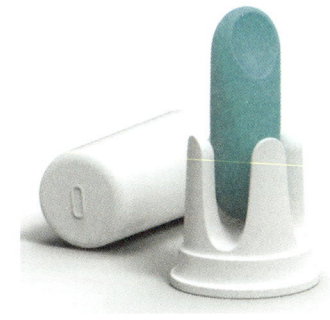

Trackle

Der Trackle ist ein vaginaler Messsensor in der Form und Größe eines Tampons. Dieser kleine »Mess-Tampon« wird über Nacht getragen und sammelt dabei stetig die Temperaturwerte. So ist es möglich, auch bei unregelmäßigen Aufwachzeiten immer

Kosten, Rabatt, Testberichte und ausführliche Infos zu den einzelnen Verhütungscomputern, Tools und Thermometern usw. erfahrt ihr auf Generation-Pille.com.

Highlights aus dem ERSTE-HILFE-Kästchen

MENSTRUATIONSSCHMERZEN

Die ersten Zyklen nach dem Absetzen der Pille können eine Herausforderung sein. Der Körper befindet sich sozusagen in einer hormonellen Findungsphase, und das kann durchaus mal das ein oder andere Symptom verursachen. Das bedeutet, dass die erste »echte« Periode nach dem Absetzen vielleicht ein bisschen schmerzhafter ausfallen kann. Diese Tatsache sollte dir aber keine Angst machen und bedeutet auch nicht, dass in Zukunft jede Menstruation so stark ausfällt. Es kann sogar sein, dass die erste Periode bei dir absolut keine Schmerzen verursacht. Falls doch, hier meine besten Tipps für Unterleibsschmerzen, nur um auf Nummer sicher zu gehen.

1 Prävention

Hast du dich bis hierher an meine Tipps bezüglich Ernährung, Entgiftung und Stressmanagement orientiert und konntest etwas für dich umsetzen, dann ist der erste und wichtigste Schritt schon mal getan. Tatsächlich führt das alles zu einem ausgeglichenen Hormonhaushalt und somit auch zu einer angenehmen Periode.

2 Magnesium

Dieser Mineralstoff wirkt entkrampfend und hilft somit super bei menstruationsbedingten Unterleibsschmerzen. Die Anwendung von Magnesium ist sehr vielseitig. Ganz klassisch sind natürlich Magnesiumtabletten. Allerdings kann man mit Magnesium auch ganz hervorragend Fußbäder machen oder Magnesiumöl direkt auf den Bauch/Unterbauch auftragen und einmassieren. Entkrampfend wirken alle Varianten. Zusätzlich kann man auch Lebensmittel mit hohem Magnesiumgehalt essen, wie z.B. Nüsse. Mir persönlich hilft das Öl am besten.

Wärme

Das ist ein sehr alter, aber auch sehr wirksamer Tipp: Wärme wirkt entkrampfend und entspannt die Muskulatur. Deshalb ist es hilfreich, sich auf die schmerzhaften Stellen eine Wärmflasche oder ein warmes Kirschkernkissen zu legen. Das gilt übrigens nicht nur für die Schmerzen im Unterleib, sondern auch für die Bereiche, auf die sich der Schmerz eventuell ausdehnt, wie z.B. der untere Rücken. Will man sich draußen bewegen, muss man keinesfalls auf die Wärme verzichten, denn für diese Fälle gibt es ganz tolle selbstklebende Wärmepflaster.

Yoga, Stretching oder Hula Hoop

Yoga bietet viele Vorteile. Gerade bei starken Unterleibsschmerzen verkrampft sich der Körper oft unbewusst. Auch wenn dies eine automatische Abwehrhaltung ist, wirkt sich das leider negativ auf die Schmerzen aus. Yoga hilft dem gesamten Körper, wieder zu entspannen. Zusätzlich wirkt es entkrampfend auf die Gebärmutter und stärkt den Beckenboden. Wer kein Yoga mag, sollte sich trotzdem bewegen! Dehnungsübungen und leichtes Stretching zu Hause können schon sehr gut helfen, oder auch eine Runde mit dem Hula-Hoop-Reifen! Beide Alternativen haben den gleichen Effekt auf den Unterleib wie Yoga.

Der richtige Tee

Die fabelhafte Welt der Kräuter ... Es gibt so unheimlich viele grandiose Teesorten, die vor und während der Menstruation ein echter Segen sind. Gänsefingerkraut, Frauenmantel, Schafgarbe, Beifuß, Kamillenblüten, Zitronenmelisse, Ingwer, Brennnessel, Melisse und Basilikum, um nur einige zu nennen. Diese Tees kann man sich je nach Geschmack einzeln zubereiten oder auch auf Heilteemischungen zurückgreifen. Schafft man sich einige dieser Kräuter einzeln an, kann man sie auch nach Belieben mischen. Ich persönlich trinke während der Menstruation über den Tag verteilt Brennnessel-Basilikum- und Ingwer-Minze- wie auch Kamillentee und je nach Lust und Laune immer eine der Fertigmischungen. Ich habe festgestellt: Je mehr Brennnessel- und Ingwertee ich vor Beginn meiner Periode trinke, desto weniger schmerzhaft wird der erste Tag!

HAARAUSFALL

Ein kleines bisschen Haarausfall nach dem Absetzen der Pille ist ganz normal. Das liegt daran, dass jede so drastische hormonelle Umstellung einige Haare aus ihren natürlichen Wachstumsphasen katapultiert. Haare haben tatsächlich auch einen eigenen Zyklus. Vom Haarwachstum bis zum Haarausfall durchläuft jedes einzelne Haar einen Zyklus, der in drei Phasen unterteilt ist: die Wachstums-, die Übergangs- und die Ruhe-/Ausfallphase. Diese Phasen laufen nacheinander ab und wiederholen sich immer wieder. Da sich die Haare immer zeitversetzt in diesen Phasen befinden, haben wir immer genug Haare auf dem Kopf.

Wachstumsphase (Anagenphase)	Übergangsphase (Katagenphase)	Ruhe-/Ausfallphase (Telogenphase)
Die haarbildenden Zellen geben in dieser Phase chemische Signale an die Haarpapille (unsere »Haarfabrik«) ab, was zusammen mit hormonellen Impulsen das Haar wachsen lässt. Ungefähr 80 bis 90 Prozent unserer Haare befinden sich in dieser Phase, die zwischen zwei und acht Jahre dauern kann.	In dieser Phase durchläuft das Haar eine Art Umbauprozess. Es erhält keine Nährstoffe mehr, hört auf zu wachsen, und die Haarwurzel bildet sich zurück. In dieser Phase befinden sich ungefähr ein Prozent unserer Haare, die etwa ein bis zwei Wochen dauert.	Das Haar ist nur noch lose mit der Kopfhaut verbunden. Haarpapille und -follikel regenerieren sich und sind bereit, ein neues Haar wachsen zu lassen. Dafür muss aber das alte erst mal weg. Es wird abgestoßen und fällt meist beim Bürsten oder Haarewaschen aus. Zwischen zwei bis sechs Monate dauert die letzte Phase, die etwa 18 Prozent unserer Haare betrifft.

Das Absetzen der Pille verursacht also, dass einige Haare von der Wachstums- in die Ruhephase gelangen und nur darauf warten, innerhalb der nächsten zwei bis sechs Monate auszufallen. Das betrifft aber nie alle, sondern immer nur ein paar und lässt sich leider auch nicht verhindern.

Haarausfall, der darüber hinaus geht, hat meist andere Gründe. Wie du in den einzelnen Kapiteln gelesen hast, können sowohl Darm und Leber als auch Vitalstoffmängel, ungesunde Ernährung und überlastete Nebennieren zu Haarausfall führen. Deshalb ist es wichtig, sich mit all diesen Themen zu beschäftigen, um präventiv schon daran zu arbeiten, dass es gar nicht erst so weit kommt.

Falls du aber doch das ein oder andere Haar zu viel verlierst, solltest du dir vielleicht einmal folgende Vitalstoffe genauer anschauen und bei einem gegebenen Mangel mithilfe deines Arztes auffüllen: Vitamin B12, Eisen, Zink, Selen, Biotin (Vitamin H), Pantothensäure (Vitamin B5) und Vitamin E.

PICKEL

Auch beim Thema unreine Haut und Pickel spielen Ernährung, Darmgesundheit, eine belastete Leber und Vitalstoffe eine sehr große Rolle. Zur äußeren Anwendung bei Pickeln gibt es aber noch den ein oder anderen Trick. Meine persönlichen Favoriten sind folgende:

Gesichtsdampfbad

Dazu wird eine Schüssel mit heißem Wasser und etwas Teebaumöl mit einem Handtuch so präpariert, dass möglichst viel des aufsteigenden Dampfes auf das Gesicht gelangt – vergleichbar mit einem Erkältungsdampfbad. Die Wärme und das ätherische Öl sorgen für das Öffnen der Poren und reinigen auf sehr tiefer Ebene.

Gesichtsreinigung

Viel hilft nicht immer viel! Statt verschiedene Waschlotionen und spezielle Gesichtsreinigungen auszuprobieren und die Situation mit aggressiven Inhaltsstoffen evtl. noch zu verschlimmern, ist hier weniger mehr! Morgens und abends einfach das Gesicht mit warmem Wasser reinigen und mit einem frischen Handtuch trocknen. Wichtig ist hierbei, jeden Tag oder besser noch nach jedem Waschen ein neues Handtuch zu verwenden, um keine Bakterien im Gesicht zu verteilen.

Gesichtsmaske mit Heilerde

Heilerde ist nicht nur für den Darm sehr wohltuend, sondern ebenso für die Haut und das sowohl von innen als auch von außen. Für eine Gesichtsmaske mit Heilerde einfach etwa sieben Teelöffel Heilerdepulver mit etwa zwei Teelöffeln Wasser vermengen, bis eine cremige Paste entsteht. Diese aufs Gesicht auftragen, 20 bis 30 Minuten einwirken lassen und anschließend mit warmen Wasser abtragen.

Buch-Tipp: Hautklar – Das Buch für eine reine Haut nach dem Absetzen der Pille

Wenn du dich noch intensiver mit deiner Haut beschäftigen möchtest, kann ich dir das Buch »Hautklar – Das Buch für eine reine Haut nach dem Absetzen der Pille« von meiner geschätzten Kollegin Sina Oberle sehr ans Herz legen.

ÜBELKEIT

Von Übelkeit und Unwohlsein sind einige Frauen in den ersten Zyklen nach dem Absetzen der Pille betroffen. Das kann sowohl von der Leber, dem Darm als auch von der allgemeinen hormonellen Umstellung kommen.

Die im Buch beschriebenen Schritte sollten das zwar verhindern, aber solltest du aktuell schon an Übelkeit leiden und die Besserung lässt ein bisschen auf sich warten, dann habe ich meinen absolut ultimativen Tipp gegen Übelkeit und Brechreiz im Akut-Fall: Ingwer!

Die Anwendung ist ganz einfach. Entweder machst du dir aus frischem Ingwer einen Tee. Dafür schneidest du einfach ein paar Scheiben von der frischen Knolle ab und übergießt sie mit kochendem Wasser. Wichtig: Lass den Tee zehn Minuten zugedeckt ziehen!

Die Alternative: Schneide dir einen kleinen Würfel Ingwer von der Knolle, und kaue ihn so lange, bis die Übelkeit nachlässt.

KREISLAUF, SCHWINDEL, PANIK

Einige Frauen leiden nach dem Absetzen der Pille vermehrt unter Kreislaufproblemen und Schwindel. Manche bekommen dann so eine Angst, dass sie darauf mit Panik reagieren und zu den Symptomen noch Herzrasen, Übelkeit und Schweißausbrüche hinzukommen.

Woher kommt das?

In den meisten Fällen kommen diese Symptome von einer schlechten Blutzuckerkontrolle. Ein gesunder fitter Körper, dessen Blutzuckerbalance funktioniert, speichert nach jeder Mahlzeit Glykogen, sodass in Zeiten, in denen keine Nahrungsaufnahme stattfindet, dieser Speicher ausreicht und verbraucht wird, bis die nächste Mahlzeit kommt. So bleibt der Blutzuckerspiegel immer stabil.

Im Post-Pill-Modus kann das anders aussehen ...

Die Pille hat einen negativen Effekt auf den gesamten Energiehaushalt. Bei manchen zeigt sich das schon während der Einnahme, bei anderen erst nach dem Absetzen. Der Einfluss auf den Energiehaushalt und die Nebennieren hat zur Folge, dass nicht genügend Glykogen nach einer Mahlzeit gespeichert werden kann. Das kann zu enormen Blutzuckerschwankungen führen, die sich dann entweder in Heißhunger zeigen oder eben in Kreislaufproblemen, Schwindel, Benommenheit und Unwohlsein.

WAS KANN ICH TUN?

Alles im Kapitel »Entlasten« aufgeführte hat schon einen enormen Einfluss auf den Blutzuckerhaushalt. Neben den entlastenden Maßnahmen kann man aber durchaus auch mit gezielter Ernährung sehr viel für eine gute Blutzuckerbalance tun.

1. Regelmäßig essen

Lieber fünf kleine Mahlzeiten am Tag als nur drei sehr große. Viele kleinere Portionen über den Tag verteilt, verkürzen die Pausen, in denen ein Glykogenvorrat benötigt wird.

2. Reduzierte Kohlenhydrate

Genauer gesagt: morgens wenig, mittags ein bisschen und abends am meisten. Niemals mehr als fünf gehäufte Esslöffel Kohlenhydrate auf einmal, denn das hat einen negativen Einfluss auf die Cortisolkurve und bringt den Blutzucker komplett durcheinander.

3. Genügend Eiweiß

Eiweiß stabilisiert den Blutzucker. Auch gleich morgens zum Frühstück genügend Eiweiß essen, denn morgens wird die Grundlage für den Blutzucker gelegt. Am besten mindestens 50 Gramm reines Eiweiß am Tag.

4. Im Akutfall

Den Akutfall gilt es natürlich durch die ersten Tipps schon zu vermeiden. Sollte es trotzdem mal dazu kommen, ist es hilfreich, etwas Essbares in der Tasche zu haben. Am besten etwas, das Kohlenhydrate, Fett, etwas Eiweiß und Salz enthält, beispielsweise eine Reiswaffel mit Butter.

Alternativ kannst du deinen Hausarzt oder einen Apotheker deines Vertrauens nach pflanzlichen Kreislauftropfen fragen. Diese können im Fall der Fälle auch unterstützend wirken, beheben aber die Ursache nicht.

Das Wichtigste in Kürze

AKTIVIERUNGSSCHMERZ

Einige Frauen spüren direkt nach dem Absetzen der Pille für einige Tage oder auch Wochen ein immer wieder auftretendes Ziehen im Unterleib: den Aktivierungsschmerz. Ganz einfach erklärt bedeutet das nur, dass deine Eierstöcke langsam aus ihrem »Pillen-Winterschlaf« erwachen und allmählich wieder anfangen zu arbeiten, und manche Frauen können das auch spüren.

AUSFLUSS

Zervixschleim ist kein Ausfluss! Diese beiden Begriffe werden gern mit einander verwechselt oder vermischt. Ausfluss ist zwar auch ein Sekret, das durchaus mal auftauchen kann, dieser hat dann aber eine »krankhafte« Ursache. Sobald der Ausfluss unangenehm riecht, juckt oder die Farbe gelblich oder grünlich ist, sprechen wir also nicht von Zervixschleim, sondern von Ausfluss. Dieser kann beispielsweise durch einen Vaginalpilz oder eine Infektion entstehen oder auch eine bakterielle Ursache haben, und sollte ärztlich abgeklärt werden.

EISPRUNGBLUTUNG

Während eines Eisprungs kann es zu einer kurzen Blutung kommen. Diese dauert meist nicht länger als ein bis zwei Tage und umfasst nur ein paar Tröpfchen Blut. Das muss dich nicht erschrecken, denn es ist völlig normal. Natürlich betrifft auch das nicht jede Frau und auch nicht jeden Zyklus, aber es kann vorkommen. Da die Blutung wirklich minimal ist, brauchst du hierfür keine Hygieneartikel und musst keine Angst haben, dass etwas sichtbar »in die Hose geht«.

MITTELSCHMERZ

Der Begriff ist vom Zeitpunkt des Schmerzes abgeleitet, nämlich ungefähr in der Mitte des Zyklus. Genauer gesagt tritt bei manchen Frauen dieses Symptom während des Eisprungs auf und kann zwei Ursachen haben. Zum einen ist es möglich, die Spannung des Follikels zu spüren, denn ein ausgereifter Follikel wird etwa zwei bis zweieinhalb Zentimeter groß. Da währenddessen aber auch der Eierstock wächst, kann das für Spannungen sorgen, die aber nachlassen, sobald das Ei gesprungen ist.

Zum anderen gibt es aber auch Frauen, die eher auf das Einreißen des Follikels reagieren und auf die Flüssigkeit, die sich dadurch in die Eileiter und den Bauchraum ergießt. Das heißt, die Schmerzen können auch erst nach dem Eisprung auftreten. Beides ist absolut unbedenklich, betrifft nicht jede Frau und muss auch nicht in jedem Zyklus spürbar sein.

SCHMIERBLUTUNG/SPOTTING

Schmierblutungen, werden auch Spotting genannt und kommen bei manchen Frauen kurz vor der Regelblutung oder kurz danach vor. Diese Blutungen sind meist eher bräunlich und eher cremig oder klumpig. Schmierblutungen sollten nicht länger als drei Tage andauern, unabhängig davon, ob sie als Ankündigung deiner Periode oder zum Abklingen der Periode auftreten. Ist das Spotting in einem Zyklus mal etwas länger, stellt das auch kein Problem dar. Solltest du aber dauerhaft lange Schmierblutungen haben, ist es ratsam, der Sache auf den Grund zu sehen.

ZERVIXSCHLEIM

Der Zervixschleim ist ein Sekret im Körper der Frau, das von den Drüsen im Gebärmutterhals (Zervix) gebildet wird. Dieser Schleim, auch Weißfluss genannt, verhindert das Eindringen von Keimen in die Gebärmutter und dient gleichzeitig als natürliche Barriere gegen Spermien, die nur während der fruchtbaren Tage im weiblichen Zyklus durch den Schleim hindurchgelangen können. Die Beschaffenheit und Menge des Zervixschleims verändern sich während des Monatszyklus. Direkt nach der Periode ist der Schleim eher weißlich, cremig und klumpig, in Richtung Eisprung gehend wird er immer transparenter, flüssiger oder sogar eiweißartig. Nach dem Eisprung verändert er sich wieder zurück zu weißlich und klumpig.

Übrigens: Nicht bei jeder Frau ist so viel Zervixschleim vorhanden, dass sie ihn täglich in ihrem Höschen oder beim Abwischen auf der Toilette wahrnehmen kann.

Nichts ist
als das anzunehmen,

entspannender,
was kommt.

DALAI LAMA

Klarheit schaffen

Wann hast du die Pille abgesetzt bzw. wann wirst du die Pille absetzen?

_____

_____

Welche Symptome/Beschwerden hattest bzw. hast du während der Einnahme, die du auf die Pille beziehst?

_____

_____

Welche Symptome/Beschwerden hattest bzw. hast du, die du nicht 100 Prozent der Pille zuordnen kannst?

_____

_____

Was erhoffst du dir durch das Absetzen der Pille?

_____

_____

Solltest du die Pille schon abgesetzt haben: Welche Symptome/Beschwerden sind seitdem aufgetreten?

_____

_____

Was hat sich seit dem Absetzen der Pille schon verbessert?

_____

_____

Was erhoffst du dir von der Unterstützung deines Körpers? Was sind deine Ziele?

_____

_____

First Steps und To-dos

- Basalthermometer kaufen

- CodeCheck- oder ToxFox-App herunterladen

- Make-up und Cremes checken und evtl. austauschen

- Badezimmerprodukte checken und evtl. austauschen

- Zahnpasta etc. checken und evtl. austauschen

- Künftig Getränke in Glasflaschen kaufen

- Eine Gynäkologin bzw. einen Gynäkologen finden, der/die dich hinsichtlich hormonfreier Verhütungsmittel beraten kann und dich beim Absetzen der Pille unterstützt.

- Eine Ärztin bzw. einen Arzt oder eine/n Heilpraktiker/in suchen, die/der dich gegebenenfalls bei den Themen Vitalstoffbedarf, Darmaufbau und Unterstützung der Leber begleiten kann.

- Blutabnahmetermin machen

- Kondome kaufen und mit zukünftiger Verhütung beschäftigen

Vitalstoff-Checkliste

Selbstverständlich kannst du alle aufgelisteten Vitalstoffe im Blut untersuchen lassen, leider übernehmen die wenigsten Krankenkassen alle Kosten. Deshalb kannst du dir auch nur die Vitalstoffe aussuchen, die bei einem Mangel symptomatisch zu dir passen könnten.

Hier findest du die Liste der möglichen Mängel und die jeweilige Seite im Buch, auf der du die Symptome findest.

Vitalstoff	Buchseite	Check
Vitamin B6	40	☐
Folsäure (B9)	41	☐
Vitamin B12	42	☐
Vitamin C	43	☐
Vitamin D3	44	☐
Vitamin E	45	☐
Eisen, Ferritin	46	☐
Magnesium*	47	☐
Mangan	48	☐
Jod	49	☐
Selen	50	☐
Zink*	51	☐

Hinweis: Wenn der Vitamin-B12-Status ermittelt werden soll, geschieht das meist über Vitamin B12 im Serum. Leider lässt dieser Wert keine zuverlässige Aussage über den aktuellen Vitamin-B12-Status zu. Wesentlich aussagekräftiger ist der Holo-Transcobalamin-Wert (Holo-TC).

* nur im Vollblut aussagekräftig

Ernährung Bestandsaufnahme

Im Kapitel »Entlasten« (Seite 70 ff.) gab es viele Hinweise für eine gesunde und entlastende Ernährung mit vielen Lebensmitteln, die deinem Körper während der Entgiftung helfen können. Setze dich nicht unter Druck. Du musst nicht alles für dich umsetzen, aber vielleicht fallen dir ein paar kleine Veränderungen ganz leicht. Probiere einfach step by step aus, was dir guttut.

Welche Lebensmittel konsumierst du am meisten?

_____

_____

Welche Getränke trinkst du am meisten, und wie viel stilles Wasser trinkst du am Tag?

_____

_____

Wie viel deiner täglichen Nahrung besteht aus Fertigprodukten oder Fast Food?

_____

_____

Ernährung Ziele

Welche Lebensmittel und Getränke möchtest du vorübergehend aus deinem Alltag streichen?

_____

_____

Welche Lebensmittel möchtest du integrieren?

_____

_____

Fallen dir leckere Rezepte oder Ideen ein, die du mit den neuen Zutaten kochen möchtest? Notiere sie!

_____

_____

Von Zyklus zu Zyklus

Auf den nächsten Seiten findest du dein persönliches Zyklustagebuch. Wie bereits erwähnt, ist es sehr wichtig, sich nicht zu viel auf einmal vorzunehmen und sich so unnötig unter Druck zu setzen. Deshalb ist es ratsam, sich seine Ziele von Zyklus zu Zyklus zu setzen.

Mindestens genauso wichtig ist es, sich auf das Positive zu fokussieren und ganz bewusst wahrzunehmen, welche Veränderungen geschehen. Das klappt am besten, wenn man sich alles notiert!

Jeder Zyklus ist ein neuer Anfang, eine neue Chance mit neuen Möglichkeiten. Neuer Zyklus, neues Glück!

SCHRITT 1
Setze dir vor jedem Zyklus Ziele! Was möchtest du in diesem Zyklus erledigen oder umsetzen? Das können z.B. Blutuntersuchungen sein oder auch Sport, regelmäßige Entspannungsübungen, der Beginn eines Darmaufbaus oder einfach nur mehr Schlaf. Schreibe es dir auf!

SCHRITT 2
Notiere dir wenigstens grob, was du in den nächsten Wochen deines Zyklus essen möchtest! Es ist hilfreich, einen Plan zu haben, um nicht wieder in die alten Fast-Food- und Fertigprodukt-Gewohnheiten zu rutschen. Welche Rezepte möchtest du ausprobieren? Was könntest du frühstücken, mittag- oder abendessen?

SCHRITT 3
Notiere in den freien Feldern auf dem Zyklusblatt die Symptome, die dir am meisten zu schaffen machen! Sollten sie dann während des Zyklus auftreten, mache ein Kreuzchen am jeweiligen Tag. So siehst du nicht nur, wie sich deine Symptome im Verlauf deines Zyklus verändern, sondern auch, wann sie nachlassen.

SCHRITT 4

Denke jeden Tag an deine Eintragungen für Temperatur und Zervixschleim! Die Basaltemperatur ist die Aufwachtemperatur. Messe sie also direkt nach dem Aufwachen, also noch im Liegen, und trage sie ein. Damit deine Kurve gut zu lesen ist, solltest du deine Temperaturwerte runden. Ich habe dir hier beispielhaft aufgeschrieben, wie:

- 36,60 bleibt
- 36,61 wird zu 36,60
- 36,62 wird zu 36,60
- 36,63 wird zu 36,65
- 36,64 wird zu 36,65
- 36,65 bleibt

- 36,66 wird zu 36,65
- 36,67 wird zu 36,65
- 36,68 wird zu 36,70
- 36,69 wird zu 36,70
- 36,70 bleibt

Den Zustand deines Zervixschleims musst du nicht zwangsläufig eintragen, da dieses Zyklustagebuch nicht zur Verhütung gedacht ist. Allerdings finde ich es sehr interessant und empfehle auch jeder Frau, diese Erfahrung zu machen, um ihren Körper besser zu verstehen. Um deinen Zervixschleim richtig einordnen zu können, findest du hier die Kürzel und was sie bedeuten:

Kürzel	Wahrnehmung	Konsistenz und Aussehen
Ø	nichts gespürt	kein Zervixschleim sichtbar
t	trocken	kein Zervixschleim sichtbar
f	feucht	kein Zervixschleim sichtbar
S	feucht	dicklich, weißlich, gelblich, klebrig, klumpig, trüb, cremig
S+	rutschig, glitschig, nass	glasig, dehnbar, spinnbar, wie rohes Eiweiß

Hinweis: Da die Pille den natürlichen Zyklus unterdrückt, verhindert sie auch die Veränderungen des Zervixschleims. Nach dem Absetzen der Pille kann es ein paar Wochen dauern, bis sich die verschiedenen Zustände des Zervixschleims zum ersten Mal zeigen.

SCHRITT 5

Nach jedem abgeschlossenen Zyklus kannst du ein Fazit ziehen. Wie war der Zyklus? Was hat sich positiv verändert? Konntest du deine Ziele umsetzen? Vergiss hierbei nicht, dich immer auf die positiven Veränderungen zu fokussieren! Leider neigen wir dazu, die schönen Dinge nicht so sehr wahrzunehmen, wie die, die uns stören. Schaue dir auch gern nach einigen Zyklen noch mal deinen ersten Zyklus an, und mache dir die Veränderungen bewusst, die sich über die Zeit eingeschlichen haben.

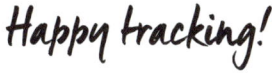

Happy tracking!

ZYKLUS 1

Welche Ziele hast du für diesen Zyklus?

_____

_____

_____

_____

_____

_____

Was möchtest du in diesem Zyklus erledigen oder umsetzen?

_____

_____

_____

_____

_____

_____

Erstelle deinen Speiseplan für diesen Zyklus!

_____

_____

_____

_____

_____

_____

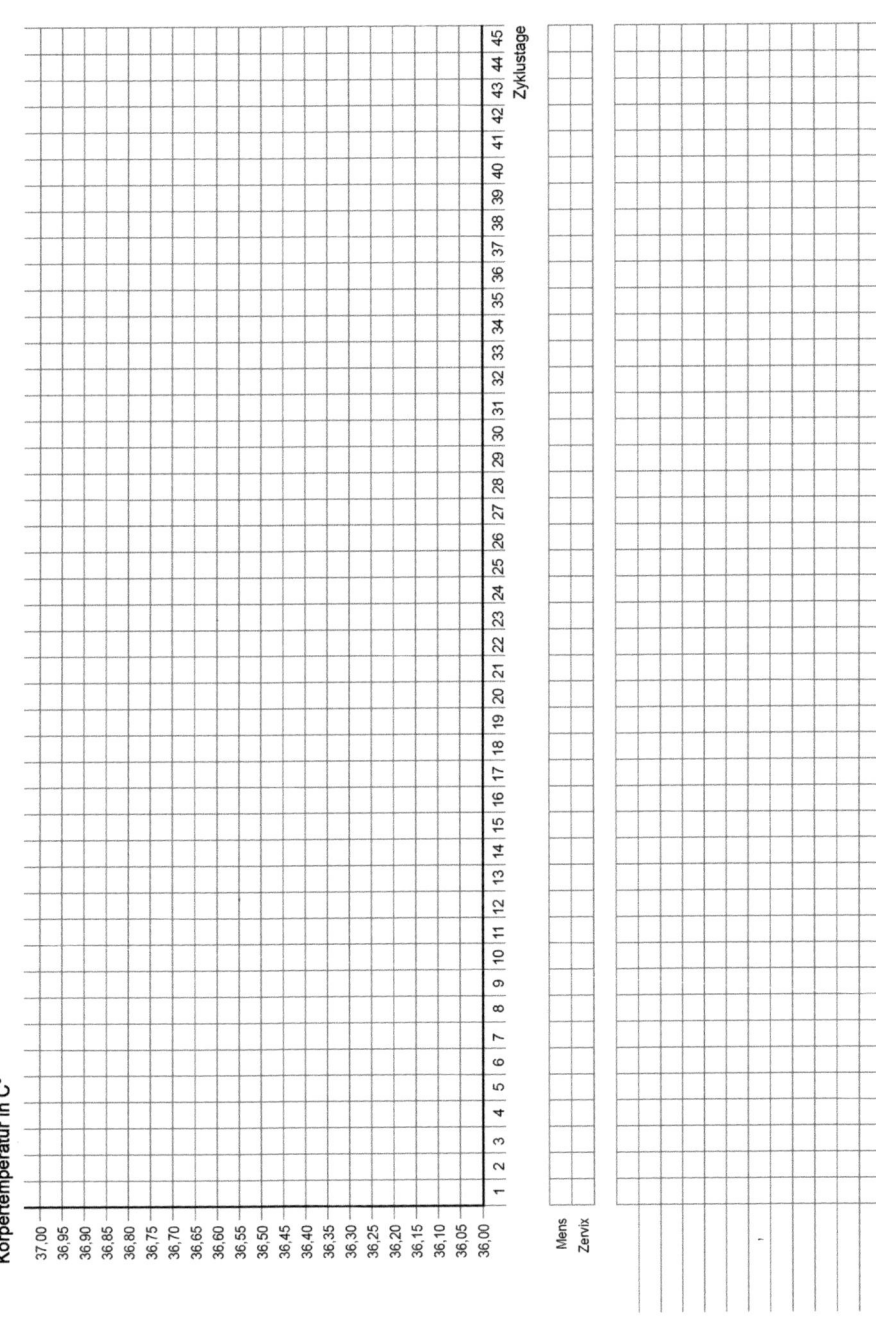

Körpertemperatur in C°

37,00
36,95
36,90
36,85
36,80
36,75
36,70
36,65
36,60
36,55
36,50
36,45
36,40
36,35
36,30
36,25
36,20
36,15
36,10
36,05
36,00

Mens
Zervix

1 2 3 4 5 6 7 8 9 10 11 12 13 14 15 16 17 18 19 20 21 22 23 24 25 26 27 28 29 30 31 32 33 34 35 36 37 38 39 40 41 42 43 44 45

Zyklustage

Notizen

Hier ist Platz für deine persönlichen Notizen. Schreibe beispielsweise Beginn, Ende oder Dosisänderung von Medikamenten oder Nahrungsergänzungsmitteln, Arzttermine, Gewichtsveränderungen usw. auf!

_____

_____

_____

_____

_____

_____

_____

_____

_____

_____

Was hat sich in diesem Zyklus zum Positiven verändert?

_____

_____

_____

_____

_____

Konntest du deine Ziele und Vorsätze erreichen?

_____

_____

_____

_____

_____

Welche Symptome beschäftigen dich immer noch?

_____

_____

_____

_____

_____

Wirf noch mal einen Blick ins Buch: Woher könnten die Symptome kommen?

_____

_____

_____

_____

_____

_____

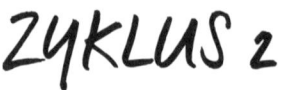

Welche Ziele hast du für diesen Zyklus?

_____

_____

_____

_____

_____

_____

Was möchtest du in diesem Zyklus erledigen oder umsetzen?

_____

_____

_____

_____

_____

_____

Erstelle deinen Speiseplan für diesen Zyklus!

_____

_____

_____

_____

_____

_____

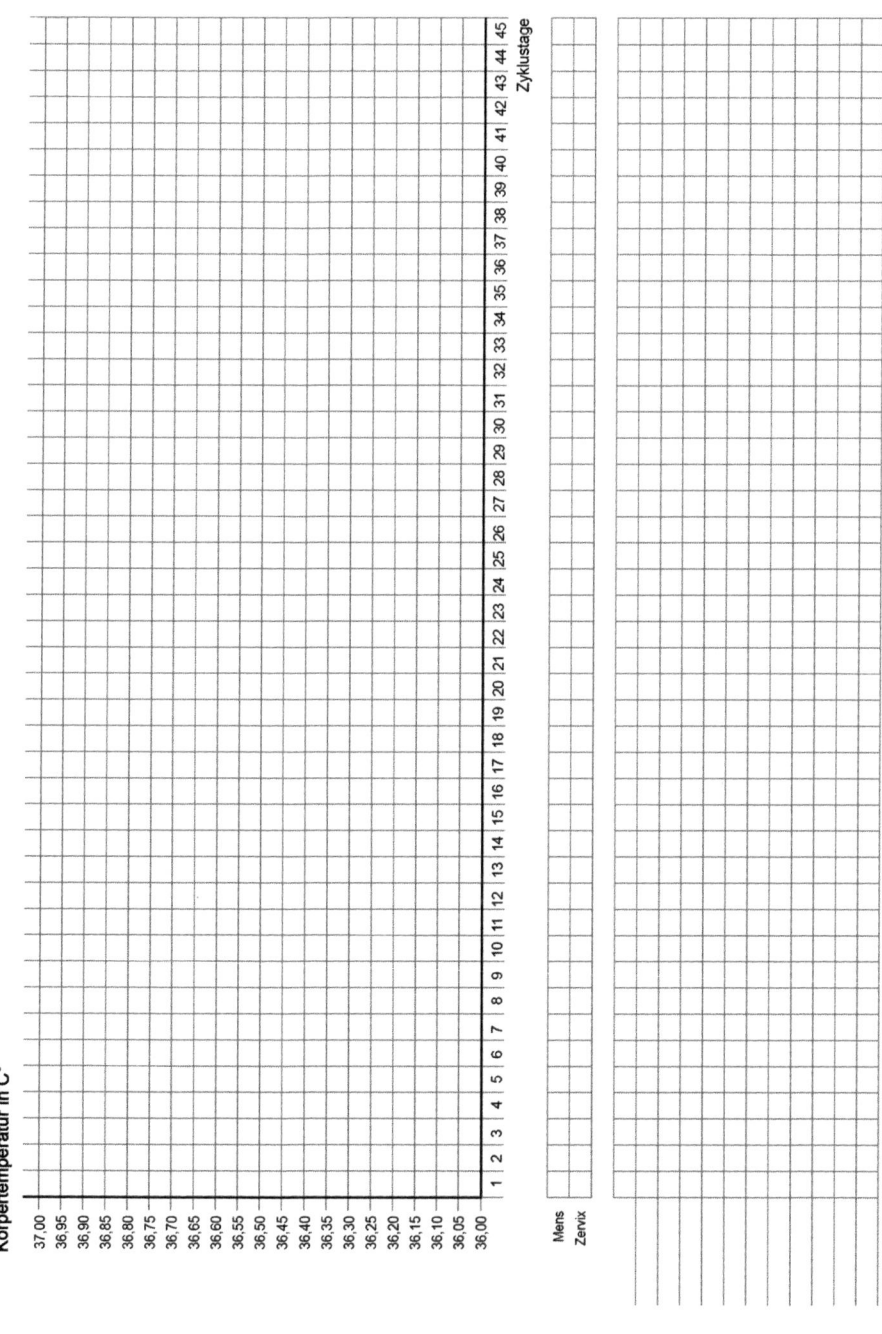

Körpertemperatur in C°

37,00
36,95
36,90
36,85
36,80
36,75
36,70
36,65
36,60
36,55
36,50
36,45
36,40
36,35
36,30
36,25
36,20
36,15
36,10
36,05
36,00

1 2 3 4 5 6 7 8 9 10 11 12 13 14 15 16 17 18 19 20 21 22 23 24 25 26 27 28 29 30 31 32 33 34 35 36 37 38 39 40 41 42 43 44 45

Zyklustage

Mens
Zervix

Notizen

Hier ist Platz für deine persönlichen Notizen. Schreibe beispielsweise Beginn, Ende oder Dosisänderung von Medikamenten oder Nahrungsergänzungsmitteln, Arzttermine, Gewichtsveränderungen usw. auf!

_____

_____

_____

_____

_____

_____

_____

_____

_____

_____

Was hat sich in diesem Zyklus zum Positiven verändert?

_____

_____

_____

_____

_____

Konntest du deine Ziele und Vorsätze erreichen?

_____

_____

_____

_____

_____

Welche Symptome beschäftigen dich immer noch?

_____

_____

_____

_____

_____

Wirf noch mal einen Blick ins Buch: Woher könnten die Symptome kommen?

_____

_____

_____

_____

_____

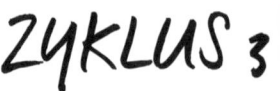

Welche Ziele hast du für diesen Zyklus?

_____

_____

_____

_____

_____

_____

Was möchtest du in diesem Zyklus erledigen oder umsetzen?

_____

_____

_____

_____

_____

Erstelle deinen Speiseplan für diesen Zyklus!

_____

_____

_____

_____

_____

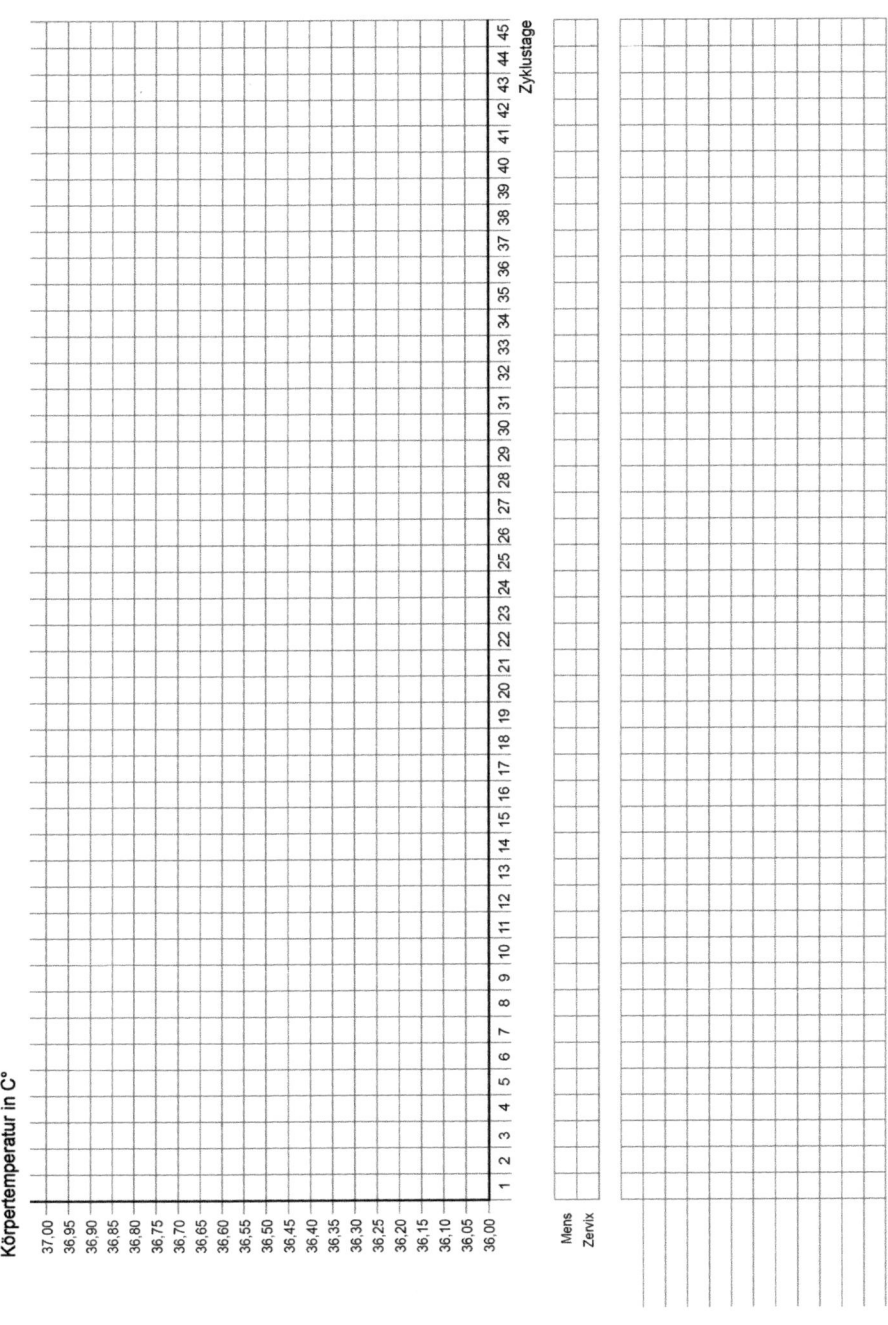

Körpertemperatur in C°

37,00
36,95
36,90
36,85
36,80
36,75
36,70
36,65
36,60
36,55
36,50
36,45
36,40
36,35
36,30
36,25
36,20
36,15
36,10
36,05
36,00

Mens
Zervix

1 2 3 4 5 6 7 8 9 10 11 12 13 14 15 16 17 18 19 20 21 22 23 24 25 26 27 28 29 30 31 32 33 34 35 36 37 38 39 40 41 42 43 44 45

Zyklustage

Notizen

Hier ist Platz für deine persönlichen Notizen. Schreibe beispielsweise Beginn, Ende oder Dosisänderung von Medikamenten oder Nahrungsergänzungsmitteln, Arzttermine, Gewichtsveränderungen usw. auf!

Was hat sich in diesem Zyklus zum Positiven verändert?

Konntest du deine Ziele und Vorsätze erreichen?

_____

_____

_____

_____

_____

_____

Welche Symptome beschäftigen dich immer noch?

_____

_____

_____

_____

_____

Wirf noch mal einen Blick ins Buch: Woher könnten die Symptome kommen?

_____

_____

_____

_____

_____

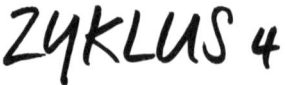

ZYKLUS 4

Welche Ziele hast du für diesen Zyklus?

_____

_____

_____

_____

_____

_____

Was möchtest du in diesem Zyklus erledigen oder umsetzen?

_____

_____

_____

_____

_____

_____

Erstelle deinen Speiseplan für diesen Zyklus!

_____

_____

_____

_____

_____

_____

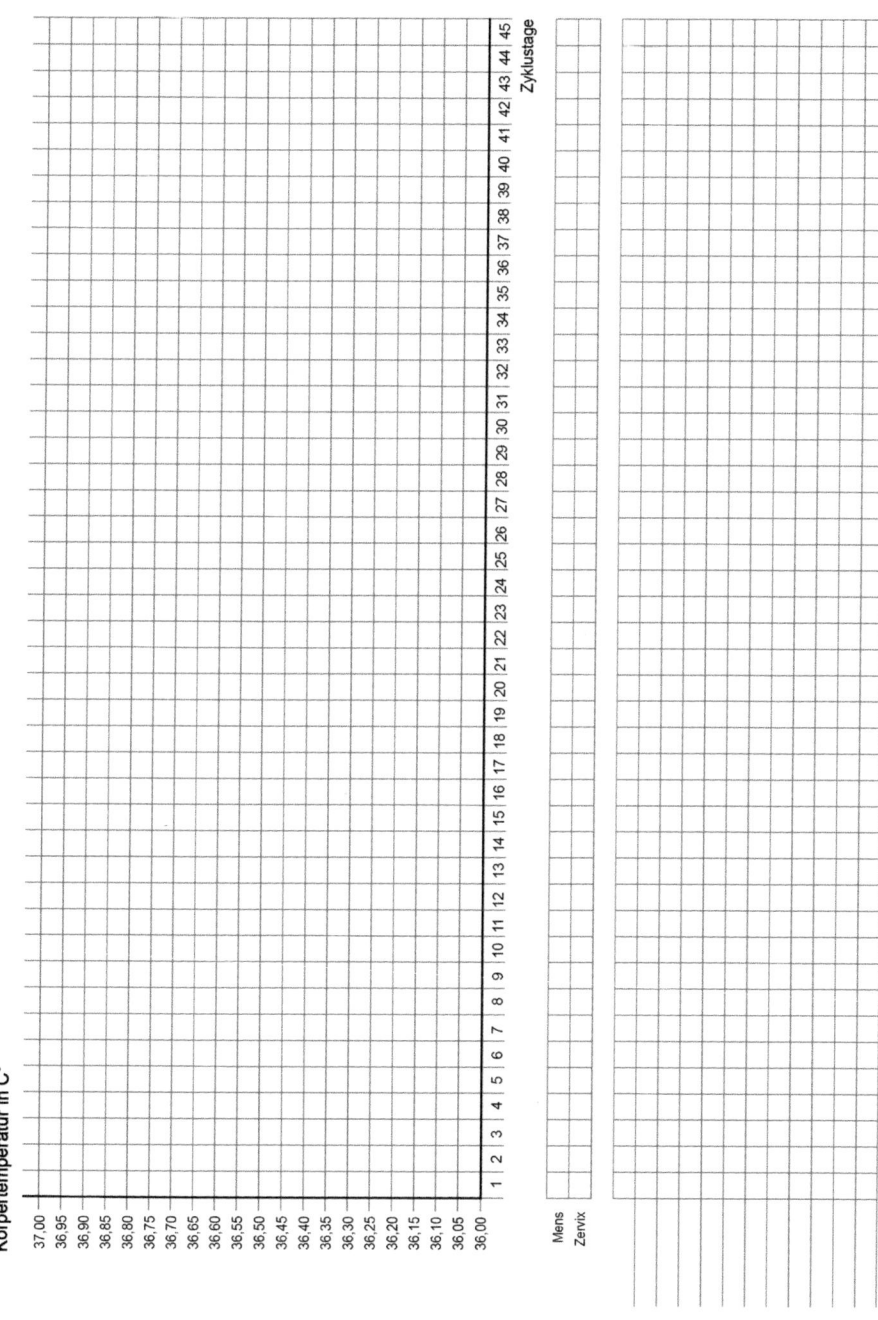

Körpertemperatur in C°

37,00
36,95
36,90
36,85
36,80
36,75
36,70
36,65
36,60
36,55
36,50
36,45
36,40
36,35
36,30
36,25
36,20
36,15
36,10
36,05
36,00

1 2 3 4 5 6 7 8 9 10 11 12 13 14 15 16 17 18 19 20 21 22 23 24 25 26 27 28 29 30 31 32 33 34 35 36 37 38 39 40 41 42 43 44 45

Zyklustage

Mens
Zervix

Notizen

Hier ist Platz für deine persönlichen Notizen. Schreibe beispielsweise Beginn, Ende oder Dosisänderung von Medikamenten oder Nahrungsergänzungsmitteln, Arzttermine, Gewichtsveränderungen usw. auf!

Was hat sich in diesem Zyklus zum Positiven verändert?

Konntest du deine Ziele und Vorsätze erreichen?

_____

_____

_____

_____

_____

_____

Welche Symptome beschäftigen dich immer noch?

_____

_____

_____

_____

_____

Wirf noch mal einen Blick ins Buch: Woher könnten die Symptome kommen?

_____

_____

_____

_____

_____

_____

Mhhhhhhh

mmmmm ...

Schoko-Porridge

1 EL Haferflocken
1 EL Buchweizenflocken
1 EL Quinoaflocken
1 EL Rohkakaopulver
2 EL Proteinpulver
Etwas Mandelmilch
½ TL Dattelsirup
Zimt

Als Topping
Kokosflocken
Kakao-Nibs
Banane

• •

Die Flocken, den Kakao und das Proteinpulver in einen kleinen Topf geben und gut mischen. So viel Mandelmilch dazugeben, dass eine cremige Konsistenz entsteht. Das ganze unter geringer Hitze 2–3 Minuten erhitzen. Währenddessen Dattelsirup und Zimt zugeben und alles gut verrühren.

Anschließend mit Kokosflocken und Kakao-Nibs bestreuen und mit Bananenscheiben garnieren. Lecker!

Bone Broth (Knochenbrühe)

2 kg Rinderknochen vom Metzger
½ Tasse Bio-Apfelessig
2 Stangen Lauch
4 Karotten
1 Stück Sellerie
2 Zwiebeln
1 Bund Petersilie
1 EL Pfefferkörner, 1 Lorbeerblatt

Die Rinderknochen und den Apfelessig in einen großen Topf oder Bräter geben, mit Wasser auffüllen, bis die Knochen bedeckt sind, und 60 Minuten stehen lassen. Bei mittlerer Hitze ohne Deckel langsam zum Simmern bringen (es darf nicht kochen!). Aufsteigenden Schaum gleich abschöpfen. Jetzt das geputzte und klein geschnittene Gemüse und die Gewürze zugeben und wieder zum Simmern bringen.

Anschließend den Topf bzw. Bräter in den Ofen geben und ohne Deckel bzw. nicht ganz zugedeckt mindestens 12 Stunden, besser noch 24 Stunden weiterköcheln lassen (bei etwa 100 C°, je nach Ofen). Dabei immer mal nachsehen, ob noch alles gut mit Wasser bedeckt ist, wenn nötig, Wasser nachgießen. Zum Schluss alles durch ein Sieb geben, und fertig ist die Brühe.

Die Bone Broth kann man entweder gleich verwenden oder auch in Gläser abfüllen und in den Kühlschrank stellen (hält rund vier bis fünf Tage) oder einfrieren.

Knochenbrühe ist ein klasse Gesundheitstipp.
Die Brühe hat nicht nur heilende Wirkung auf den Darm, sondern ist eine Wohltat für den ganzen Körper. Sie enthält Kollagen, eins der wichtigsten Proteine, Omega-3-Fettsäuren, diverse Nährstoffe und Aminosäuren. Alles in allem also ein stark unterschätztes, unheimlich gesundes Superfood.

Pastinaken-Karottensuppe

2 Pastinaken
2 Karotten
500 ml Bone Broth
Salz, Pfeffer, Muskatnuss
Petersilie

●●●●●●●●●●●●●●●●●●●●●●●●●●●●●●●●●●●●●●

Das Gemüse schälen und klein schneiden.

Die Bone Broth aufkochen und das Gemüse hineingeben. Ungefähr 15–20 Minuten kochen lassen, bis das Gemüse gar ist.

Mit Salz, Pfeffer und etwas Muskatnuss würzen und klein gehackte Petersilie zugeben.

TIPP: Ihr könnt natürlich auch andere Gemüsesorten, Gewürze und Kräuter verwenden.

Hähnchenbrustfilet auf Salat

1 Romana-Salat
1 Karotte
¼ Kohlrabi
1 halbe Salatgurke
1 Hähnchenbrustfilet
Etwas Olivenöl
Salz und Pfeffer

Fürs Dressing
1 EL Zwiebelwürfel
1 kleine zerdrückte Knoblauchzehe
1 EL Apfelessig
3 EL Olivenöl
Etwas Wasser
Salz, Pfeffer
Petersilie, fein gehackt

Den Salat gut waschen und putzen. Karotte und Kohlrabi schälen und raspeln. Dann die Salatgurke schälen und in Scheiben schneiden.

Jetzt das Hähnchenbrustfilet unter kaltem Wasser abwaschen, gut abtrocknen und in kleine Stücke schneiden. Etwas Olivenöl in einer Pfanne erhitzen und die Hühnchenstücke darin braten. Mit Salz und Pfeffer würzen.

Während die Hähnchenstücke braten, kann man schnell das Dressing zusammenmixen. Hierfür einfach alle Zutaten in einer kleinen Schüssel zusammenrühren und dann über den Salat geben. Alles gut miteinander vermengen. Zum Schluss noch die gebratenen Hähnchenstücke über den Salat geben, fertig!

Gemüsepfanne

1 Zucchini
1 Karotte
1 rote Paprika
1 Pastinake
1 Tomate
1 kleine Zwiebel
Etwas Olivenöl zum Anbraten
1 Knoblauchzehe, gehackt
250 ml Gemüse- oder Knochenbrühe
Salz, Pfeffer, Kurkuma
Petersilie, fein gehackt

• •

Zuerst das gewaschene Gemüse vorbereiten, d.h. die Zucchini in Scheiben, die Karotte in Stifte, die Paprika in Streifen und die Pastinake in Würfel schneiden. Die Tomate achteln.

Dann die Zwiebel fein würfeln und zusammen mit der Knoblauchzehe in etwas Olivenöl anbraten. Jetzt die Karotten- und die Pastinakenstücke zugeben und etwa 5 Minuten anbraten. Anschließend das restliche Gemüse zugeben. Nach weiteren 10 Minuten mit der Brühe ablöschen und das Ganze noch mal 5–10 Minuten weitergaren lassen. Mit Salz, Pfeffer und Kurkuma würzen und die Petersilie darüberstreuen.

TIPP: Man kann natürlich auch jedes andere Gemüse verwenden, beispielsweise Brokkoli, Bohnen oder Spargel. Auch Champignons dazu sind lecker.

Naan-Brot

140 g Urdinkel-Mehl 630
1 gestrichener TL Weinstein-Backpulver
1 Prise Salz
1 EL Olivenöl
30 ml Mandel- oder Hafermilch
50 ml Wasser

Alle trockenen Zutaten in eine Schüssel geben und gut vermischen. Dann die flüssigen Zutaten hinzugeben und mit den Händen einen festen Teig kneten.

Den Teig in sechs gleich große Teile aufteilen und auf einer mit Mehl bestäubten Arbeitsfläche sechs kleine Fladen formen (etwa 0,5 cm dick).

Diese Teigstücke in eine beschichtete, erhitzte Pfanne (ohne Fett!) geben und bei mittlerer Hitze pro Seite ca. 3–5 Minuten backen.

TIPP: Wenn man das Naan-Brot als Protein- bzw. Eiweiß-Booster haben möchte, kann man in den Teig auch noch zwei Esslöffel Proteinpulver geben. Allerdings muss man dann die Mehlmenge etwas erhöhen, damit der Teig nicht zu klebrig wird.

Brownie Bites

100 g weiche Datteln ohne Stein
40 g gemahlene Mandeln
20 g Haferflocken
2 EL Proteinpulver (optional)
15 g Rohkakaopulver
1 TL Vanille-Extrakt oder 1 Vanilleschote
1 Prise Salz

Etwas Kakaopulver und Kokosflocken zum Wälzen

• •

Die Datteln klein schneiden und dann mit einem Mixer zu Mus pürieren. Das Dattelmus gibt man dann in eine Schüssel und fügt die restlichen Zutaten hinzu. Alles gut miteinander verkneten (mit den Händen oder mit dem Rührgerät und Knethaken).

Jetzt formt man kleine Bällchen von etwa 2 cm Größe und wälzt sie zum Schluss noch in Kakaopulver und Kokosflocken. Das Rezept ergibt etwa 10–12 Bällchen.

Sollte der Teig zu weich sein, um die Bällchen zu formen, stellt man ihn einfach für eine Stunde in den Kühlschrank. Der Teig wird dadurch fester und besser formbar. Die fertigen Bällchen am besten im Kühlschrank aufbewahren.

TIPP: Wenn man sich das Pürieren der Datteln ersparen möchte, kann man auch Dattelsirup verwenden. Hierfür einfach das Rezept leicht abwandeln: Statt 100 g Datteln nur 50 ml Dattelsirup und statt 20 g Haferflocken 40 g nehmen.

Endnoten

1 Khalili, H., Higuchi, L. M., Ananthakrishnan, A. N., Richter, J. M., Feskanich, D., Fuchs, C. S., Chan, A. T.: »Oral contraceptives, reproductive factors and risk of inflammatory bowel disease«, Gut 2013 Aug; 62(8): S. 1153–1159

2 Bunkahle, A.: »Orthomolekulare Medizin, Band 1: Mineralstoffe, Vitamine Fette«, 2016, S. 122–124

3 ebd. S. 134–136

4 ebd. S. 144–147

5 ebd. S. 159–162

6 ebd. S. 167–169

7 ebd. S. 176–178

8 Bunkahle, A.: »Orthomolekulare Medizin, Band 2: Aminosäuren, Spurenelemente«, 2017, S. 232 –233

9 Bunkahle, A.: »Orthomolekulare Medizin, Band 1: Mineralstoffe, Vitamine, Fette«, 2016, S. 14–17

10 Strähle, M.: »Magnesium-Mangel erkennen und therapieren – chronische und schwere Erkrankungsbilder in der orthomolekularen Therapie«, 2014, S. 22–23

11 Bunkahle, A.: »Orthomolekulare Medizin, Band 2: Aminosäuren, Spurenelemente«, 2017, S. 295-296

12 ebd. S. 256–257

13 ebd. S. 247–248

14 ebd. S. 273–275

15 Der Kosmetik-Check – BUND-Studie zu hormonell wirksamen Stoffen in Kosmetika, Juli 2013

16 Sereni, A., Cesari, F., Gori, A.M., Maggini, N., Marcucci, R., Casini, A., Sofi, F.: »Cardiovascular benefits from ancient grain bread consumption: Findings from a double-blinded randomized crossover interventional trial«, International Journal of Food Science and Nutrition, Volume 68, 2017, Issue 1

17 Emory Health Sciences: »High-fructose diet in adolescence may exacerbate depressive-like behavior«, ScienceDaily, Nov. 2014
University of California, San Diego Health Sciences: »Obese children's brains more responsive to sugar«, ScienceDaily, Dez. 2014.
Fernando Gomez-Pinilla, David Geffen School of Medicine at UCLA: »High-fructose diet sabotages learning, memory«, Mai 2012

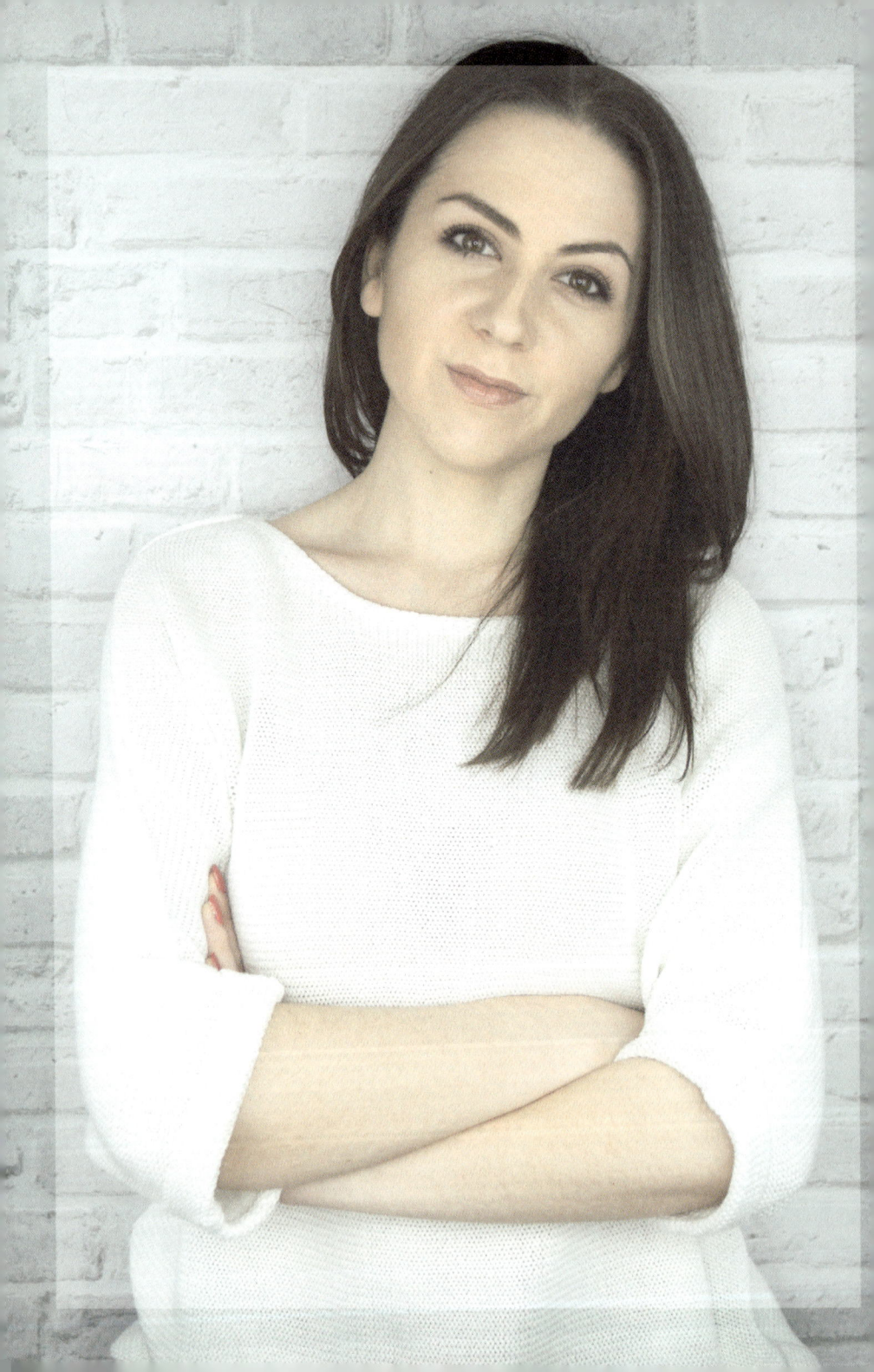

... noch Fragen?!

Du bist jetzt am Ende dieses Guides angekommen. Vielen Dank für dein Vertrauen und für deine Zeit.

Deine Meinung interessiert mich brennend!
Wenn du mir ein Feedback zu meinem Buch geben möchtest, kannst du das natürlich sehr gern tun. Mach das am besten per Mail an:
feedback@byebyepille.de

Bleib up to date:
Auf Generation-Pille.com findest du wöchentlich neue Informationen. Du kannst uns natürlich auch gern auf unserem Youtube-Kanal »Generation Pille«, auf Instagram @generationpille oder auf Facebook besuchen.

Danksagung

Eine Danksagung zu schreiben, hat ein bisschen was von der Vorbereitung einer Dankesrede für eine Preisverleihung. »And the Ocar goes to ...« Eigentlich möchte man sich bei der ganzen Welt bedanken, und es gibt so viel zu sagen, aber wo fängt man an?

#MICDROP

Als ich meiner Familie nach meiner langen und unschönen gesundheitlichen Odyssee eröffnete, dass ich mich jetzt mit einem Blog selbstständig machen würde und mir in den Kopf gesetzt hatte, ein Buch zu schreiben, rechnete ich mit Einwänden. Doch es kamen keine. Ganz im Gegenteil. Sie waren nicht nur begeistert, sie waren stolz und sind seitdem meine größte Unterstützung. Vielen Dank!!

Mein Gedanke und meine Intention, aus meiner eigenen Leidensgeschichte etwas Positives entstehen zu lassen und anderen Frauen damit zu helfen, steckte sie sofort an. Meine Familie besteht aus ausnahmslos großartigen, herzlichen, loyalen und unsagbar liebevollen Menschen, ohne die weder der Blog noch das Buch jemals entstanden wären. Ich bin jeden Tag dankbar dafür, von so wundervollen Menschen umgeben zu sein.

#NICHTOHNEMEINEMAMA

Ganz besonders möchte ich an dieser Stelle aber meiner Mutter danken. Sie hat eigentlich mindestens eine eigene Seite mit unendlichen Danksagungen verdient. Meine Mutter ist nicht nur mein größter Fan, die tollste Unterstützung und eine fantastische Mama, sondern auch noch die Mitarbeiterin des Jahrhunderts! Tatsächlich ist meine Mutter nämlich eine absolute Alleskönnerin, die nicht nur meine Lektorin ist und somit jedes Wort, ob auf dem Blog oder im Buch, korrigiert, sie macht auch noch meine Buchhaltung, schneidet und bearbeitet unsere Videos und ist als absoluter Nerd auch noch unsere IT-Abteilung. Also von Herzen: Danke, Mama!

#WHEN WOMEN SUPPORT EACH OTHER, INCREDIBLE THINGS HAPPEN

Ein großer Dank gebührt definitiv auch meinen persönlichen Heldinnen. Drei Frauen, die ich immer und immer wieder mit medizinischen Fragen löchere. Frauen, die mir immer mit Rat und ihrem unendlichen Wissen zur Seite stehen. Ich bin so unheimlich dankbar, euch auf meinem Weg begegnet zu sein und freue mich auf alle gemeinsamen Dinge, die noch folgen werden.

Andrea Mohr · Dr. Dorothee Struck aka. DocDodo · Katia Trost
Ihr seid großartig, ein Glücksgriff für eure Patienten/innen und eine wahnsinnige Bereicherung für die Welt der Frauengesundheit!

#LASTBUTNOTLEAST

Der wohl allergrößte Dank geht an dich!
An dich und an jede einzelne von euch wundervollen Frauen, die meinen Blog verfolgt, mein Buch gelesen, mich inspiriert und mir so viel unendliches Vertrauen entgegengebracht haben.

1000 Dank!

Hier solltest du mal vorbeischauen!

generation-pille.com

Dieser Blog ist mein Baby! Mit der Gründung dieser Seite im Jahr 2015 begann alles. Dort beschäftigen wir uns mit dem Thema Frauengesundheit unter dem Fokus: Aufklärung über die Antibabypille und hormonelle Verhütung. Des Weiteren finden sich dort auch immer die aktuellsten und besten Alternativen sowie Infos über natürliche Behandlungsmethoden für hormonelle Erkrankungen. Mittlerweile gibt es auch eine ganze Rubrik zur gesunden Ernährung inklusive toller Rezepte. Also alles, was das Frauenherz begehrt, auf einer Seite gebündelt, immer neu, immer aktuell.
Du findest uns natürlich auch auf YouTube, Instagram und Facebook.

docdodo.de

Frau Dr. Dorothee Struck ist Fachärztin für Frauenheilkunde und Geburtshilfe, Ärztin für Naturheilverfahren und seit 2005 in der eigenen Praxis in Kiel niedergelassen. Auf ihrem Portal veranstaltet sie regelmäßig Webinare zu verschiedenen interessanten Themen wie gesunde Empfängnisverhütung (Diaphragma, NFP, Spirale etc.) oder auch Wechseljahre, häufige Scheiden- und Blaseninfektionen und vieles mehr.

praxis-frauengesundheit.de/blog

Andrea Mohr ist eine fantastische Heilpraktikerin. Sie ist spezialisiert auf ganzheitliche Frauenheilkunde. In ihrer Praxis in Kronberg bei Frankfurt behandelt sie viele Frauen mit hormonellen Beschwerden aus ganz Deutschland. Auf ihrem Blog teilt sie viele gesundheitliche Informationen mit der Frauenwelt.

katiatrost.de

Katia Trost ist eine hervorragende Heilpraktikerin aus Hamburg mit dem Spezialgebiet Hormonstörungen und Stoffwechselbalance bzw. ganzheitliche Betrachtung der Hormone in Bezug auf Stoffwechsel, Zellenergie und Mitochondrien. Auf ihrem Blog findet man unglaublich viele Informationen zu dem Thema.

Wearetheladies.de

Auf WeAreTheLadies erklärt euch Maggie die wunderbare Welt der natürlichen Verhütung mit NFP. Für Einsteiger und NFP-Neulinge der perfekte Blog, um sich in die Thematik einzulesen. Maggie schafft es, die natürliche Familienplanung so einfach, verständlich und unkompliziert zu erklären, dass es wirklich jede Frau sofort versteht.

femna.eu

Femna wurde von zwei großartigen Frauen ins Leben gerufen, nachdem sie selbst hormonelle Probleme hatten. Bei Femna gibt es fantastische, hochwertige und leckere Produkte speziell für die Bedürfnisse von Frauen allen Alters. Angefangen bei Heiltees für Menstruationsbeschwerden, Zyklusunregelmäßigkeiten oder PMS bis hin zu ätherischen Ölen bleibt kein Wunsch offen.

Diese Bücher könnten dich interessieren!

Arbeitsgruppe NFP: NATÜRLICH UND SICHER – DAS PRAXISBUCH, Familienplanung mit Sensiplan®, TRIAS Verlag, Stuttgart 2018

Dr. Josh Axe: DRECK MACHT GESUND, Der durchlässige Darm als Ursache Ihrer Beschwerden und was Sie dagegen tun können, Piper Verlag, München 2017

Lara Briden: PERIOD REPAIR MANUAL, Natural Treatment for Better Hormones and Better Periods, CreateSpace Independent Publishing Platform, Leipzig 2017

Dr. med. Kelly Brogan: DIE WAHRHEIT ÜBER WEIBLICHE DEPRESSIONEN, Warum sie nicht im Kopf entsteht und ohne Medikamente heilbar ist, Beltz Verlag, Weinheim 2016

Dr. med. William Davis: DIE WEIZENWAMPE, Warum Weizen dick und krank macht, Goldmann Verlag, München 2013

Theo Ferr: DIE PILLE ... zu Risiken und Nebenwirkungen fragen Sie Ihren Psychotherapeuten, Was Frauen über die Pille wissen sollten, Sospital Verlag, Kempen am Niederrhein 2015

Kyra Hoffmann: DER BURNOUT-IRRTUM, Ausgebrannt durch Vitalstoffmangel – Burnout fängt in der Körperzelle an, Systemed Verlag, Lünen 2016

Heike Kleen: DAS TAGE-BUCH, Die Menstruation – alles über ein unterschätztes Phänomen, Heyne Verlag, München 2017

Sabine Kray: FREIHEIT VON DER PILLE - Eine Unabhängigkeitserklärung, Hoffmann und Campe Verlag, Hamburg 2017

Sally Fallon Morell & Kaayla T. Daniel: DIE SUPERSUPPE, Nährstoffwunder Knochen- und Fleischbrühe, VAK Verlags GmbH, Kirchzarten bei Freiburg, 2015

Dr. med. Elisabeth Raith-Paula: WAS IST LOS IN MEINEM KÖRPER, Alles über Zyklus, Tage, Fruchtbarkeit, Pattloch Verlag, München 2008

Dorothee Struck: VERHÜTEN OHNE HORMONE, Alternativen zu Pille und Co., Stadelmann Verlag, Wiggensbach 2015

Dr. Libby Weaver: DAS RUSHING-WOMAN-SYNDROM, Was Dauerstress unserer Gesundheit antut, TRIAS Verlag, Stuttgart 2017

Dr. James L. Wilson: GRUNDLOS ERSCHÖPFT?, Nebennieren-Schwäche – das Stress-Syndrom des 21. Jahrhunderts, Goldmann Verlag, München 2011

Alisa Vitti: WOMANCODE, Perfect Your Cycle, Amplify Your Fertility, Supercharge Your Sex Drive and Become a Power Source, HarperOne, New York 2013

Dein NFP-Onlinekurs

So einfach kann es sein,
natürliche Verhütung
zu verstehen!

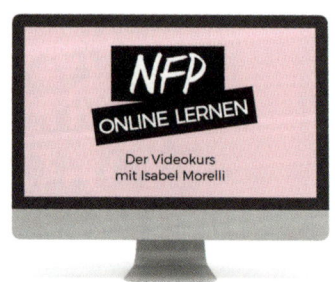

Dieser Onlinekurs ist dazu ausgerichtet, dir das Regelwerk der Symptothermalen Methode so leicht und verständlich zu vermitteln, dass du dich damit in Zukunft sicher fühlst. Ich erkläre dir in verschiedenen Videos Schritt für Schritt die Grundlagen der Methode. Angefangen bei der weiblichen Anatomie, der Biologie und dem nötigen Zykluswissen über die einzelnen Kapitel zur richtigen Basaltemperaturmessung, Zervixschleimbestimmung und Muttermundbeobachtung bis hin zu allen einzelnen Regeln und Sonderregeln des Regelwerks. Der Kurs ist in verschiedene Module aufgeteilt, in denen sich jeweils mehrere Videos und dazugehörige Begleitmaterialien zum Download befinden. Außerdem wird das neu angeeignete Wissen in kleinen Tests abgefragt. Die Inhalte kannst du dir ansehen, wann du möchtest, sie sind unbegrenzt zugänglich. Alles, was du dafür benötigst, ist eine stabile Internetverbindung.

Mehr Informationen zum Kurs findest du auf nfp-online-lernen.de

Mit diesem QR-Code erhältst du 20 % Rabatt auf den Kurs